歯は臓器の一つ

口から始まる全身病

日本自律神経病研究会編
永野剛造　小峰一雄　小川　優

プロローグ

口は万病の元

口に関することわざは実に多く、なかでも「口は禍の門」「口は災いの元」は、よく知られています。その意味はともに、不用意な発言は身を滅ぼす原因になるから言葉は十分に慎むべきだという戒めです。ものを言うときは、慎重に考えて発言すべきだということです。

そして医学的な見方では、「災い」「禍」は病気であり、「門」はその入り口ですから、「口から食べたものが身体を病気にする」「病気の原因は口の中にある」と考えられます。

何しろ人の身体は、口から肛門まで一本の管でつながっていて、口から入ったものは、食べ物に含まれる細菌に至るまで、すべて管の中を通って消化吸収されていくのです。そのため、身体に悪いものは管の途中で死滅させたり吸収させないようにするバリア機能が備わっています。バリア機能の一つが常在菌（細菌、微生物）です。

身体には常在菌がすみついていて、身体に良い働きをする善玉菌、悪い働きをする悪玉菌、そして強い勢力に味方をする日和見菌がいます。人の身体で常在菌がすみついている部位は、皮膚、腸、そして口などです。常在菌のなかの善玉菌が優位になるようなすみやすい体内環境を維持することが健康につながります。

近年の研究で、細菌が口の中の常在菌叢（口腔内フローラ）から血液を通して全身を循環し、心臓病、糖尿病、アレルギーなどの病気を引き起こすことが明らかになっています。

口の中の常在菌のバランスを乱す大元の原因は、自律神経の乱れにあります。

自律神経は自分の意思ではコントロールできない神経で免疫系や内分泌系に影響を与えていて、自律神経である交感神経や副交感神経の過度な偏りが、口の中の常在菌のバランスを乱し病気を引き起こしています。口の中の状態をみれば体全体がどういう状態にあるかを把握できます。

自律神経と免疫の関係を検証し続けてきた『日本自律神経病研究会』では、本書を制作するにあたって、新たに「むし歯は自然治癒力で治す」と考える歯科医師の小峰一雄先生のご協力を得ました。

そして会員の皆様の臨床報告を取り入れながら、当研究会の理事であり舌がんや頸部がんを克服された小川優先生と私とでまとめました。

当研究会では歯科医師の皆様との連携を取りながら、患者さんの「身体全体を診る」真の健康づくりにさらに取り組んでまいります。

日本自律神経病研究会理事長　永野剛造

目次

歯は臓器の一つ 口から始まる全身病

CHAPTER 1 歯科医療の真実 9

CHAPTER 2

口から始まる全身病

CHAPTER 3 口や身体を変える食事術 115

CHAPTER 4 免疫力を上げる生活術

- 09 ミトコンドリア増多法／小川優 174
- 10 足首回しでずれを解消／永野剛造 176
- 11 プチ断食で身体をリセット／小峰一雄 178
- 12 緊張をほぐす舌回し／小川優 180
- 歯科医師の見分け方4 182

付録 手軽にできる「気ながし療法」／永野剛造 183

- 自律神経と気から考案した新療法 184
- 「気ながし療法」の考え方 188
- つむじから爪先まで気をながす 190
  - ❶ 頭部 192
  - ❷ 胸腹部 194
  - ❸ ふくらはぎ 196
  - ❹ 手足の爪もみ 198

エピローグ 全身歯科の時代へ 200

日本自律神経病研究会 正会員リスト 202

著者別アイコン

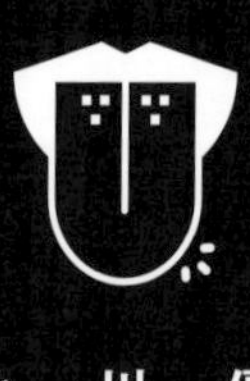

小川 優

自身の舌がん、口腔がんを三大治療（抗がん剤、放射線、外科手術）から自律神経病治療に代え生還した歯科医師

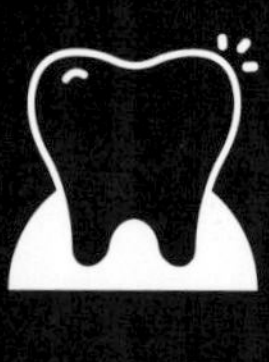

小峰一雄

歯は削って治さない、むし歯や歯周病も自然治癒力を活かして治療するスーパー歯科医師

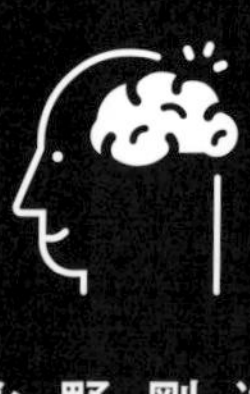

永野剛造

自律神経病理論に基づき、免疫力を高めるエネルギー治療を行い、薬を全く使用しない医師

CHAPTER 1

歯科医療の真実

世界と比べてみても
歯は単なる身体の一部に過ぎないという
時代にそぐわない考え方が
我が国の歯科医療の発展を妨げていると
いっても言い過ぎではありません。

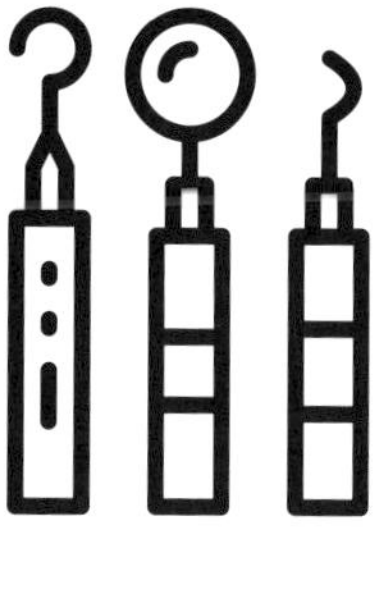

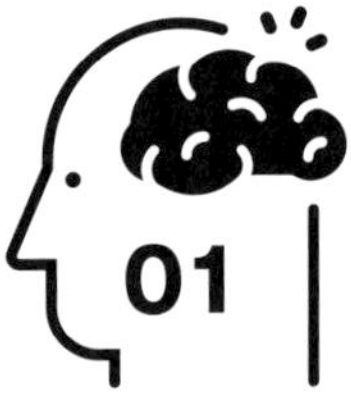

01

歯科医は口の中から全身を診る医師

永野剛造

かつて我が国では、歯科医療は「口中科」として一般医科に含まれていました。歴史的にも大化の改新末期、大宝律令の医疾令で「耳鼻口歯科」と称され、平安末期に「口歯科」、桃山時代に「口中科」に代わり、明治までその呼び名は続いていました。これは、東洋医学（漢方）の考え方に基づいてきたもので、決して単に歯や歯の周辺組織を診る医療ではありませんでした。ところが１８７４年、明治政府が西洋医学を採用したことによって、それまでの東洋医学は廃止され、やがて医業のなかで「医科」と「歯科」は完全に分離されることになりました。

このことは教育においても同様で、新設された歯学部では、歯やその周辺組織を主な対象とする「部分」を診る歯科医療を形成していきました。教育体制の分化の背景には、19世紀アメリカにおける大学の医学部創設時の、「歯学はアート（art）でありサイエンス（science）でない」という論理がありました。

ただし、歯痛や歯牙の抜歯などは〝歯抜き士〟に、入れ歯は〝入れ歯師〟〝香具師〟〝職人〟による技術で行われていましたから、決してアートであることを否定はできません。この流れを受けた日本でも歯学部は医学部とは別に創設されました。歯学部を持たない医学部では、顎口腔科学、口腔病態学の分野などによって歯学・口腔医学の教育が行われるようになりました。

また病院では、一般の歯科治療を行う歯科の他に、親知らずなどの抜歯、口腔内腫瘍の摘出や切除、顔面外傷、顎変形症、唇顎口蓋裂などの先天性疾患を行う顎口腔外科・歯科矯正歯科も置かれました。

こうした教育体制、学術体制、医療体制は、歯科医学や歯科医療に独自の発展をもたらし、歯科を確立させました。そして現在、歯科医療は、「器材を使っての治療」という側面が強調されて一般医療とは少し異なる分野のものと思われているようです。

しかし、この考え方は間違っているのではないでしょうか。

歯は食べ物を咀嚼するためだけのものではありません。人間の身体はすべてつながっていて、歯は骨格の一部でもあるのです。舌の位置や立位姿勢を保持するために重要な役割を果たしています。

歯が1本なくなるだけでも身体の重心の位置が変わり首に歪みが生じてしまいます。反対に足の歪みで、背骨が歪み、歯の噛み合わせを狂わせてしまいます。このように歯は全身とつながっているのです。

それだけではありません。口臭、舌、口腔内の環境を観察すれば、体内がどういう状態になっているのかを予測できるのです。

本来歯科医師は、内科、外科、耳鼻科、眼科、産婦人科などの隣接医学を広範囲に学んでいて、死亡診断書を書くこともできるのです。もし歯学に対する考え方が、医学と分けられることなく確立されていれば、歯科医師は口腔内から病気の予防にもっとも早く取り組める医師として育成されていたことでしょう。実現されていれば我が国の医療費もここまで膨らむことはなかったのかもしれません。

また歯や口という身体の部分のみを診る歯科医院ではなく、内科や小児科などを併設したクリニックが生まれ、口の中から病気を予見し、健康維持、健康増進にかかわる仕組みがいち早くできあがっていたことは想像するに難くないでしょう。

現代医学は分業化され専門分野をつくり上げているので、身体のすべてはつながっていて、さまざまな器官が互いに深く連携していることを軽んじる傾向があります。さらに医師の間には、互いの領域を侵してはいけないという暗黙の了解すらあるようです。

コンビニエンスストアよりも多いといわれる歯科医院ですが、患者さん自身も「歯科医師は歯だけを診る医師ではなく、口から全身を診ることができる医師」なのだと考え方を変える必要があるようです。

もちろん医療改革には口腔内から全身の病気の予防を推進する歯科医師が増えることも急務になるでしょう。

身体のつながり

全身
- がん

脳
- 認知症

肺
- 誤嚥性肺炎

心臓
- 心筋梗塞

膵臓
- 糖尿病

子宮

妊娠・出産に影響を及ぼす。
- 早期低体重児出産

足

足の歪みは身体の歪みにつながり、自律神経を乱し、歯の噛み合わせを狂わせる。
- 骨粗鬆症
- 関節リウマチ

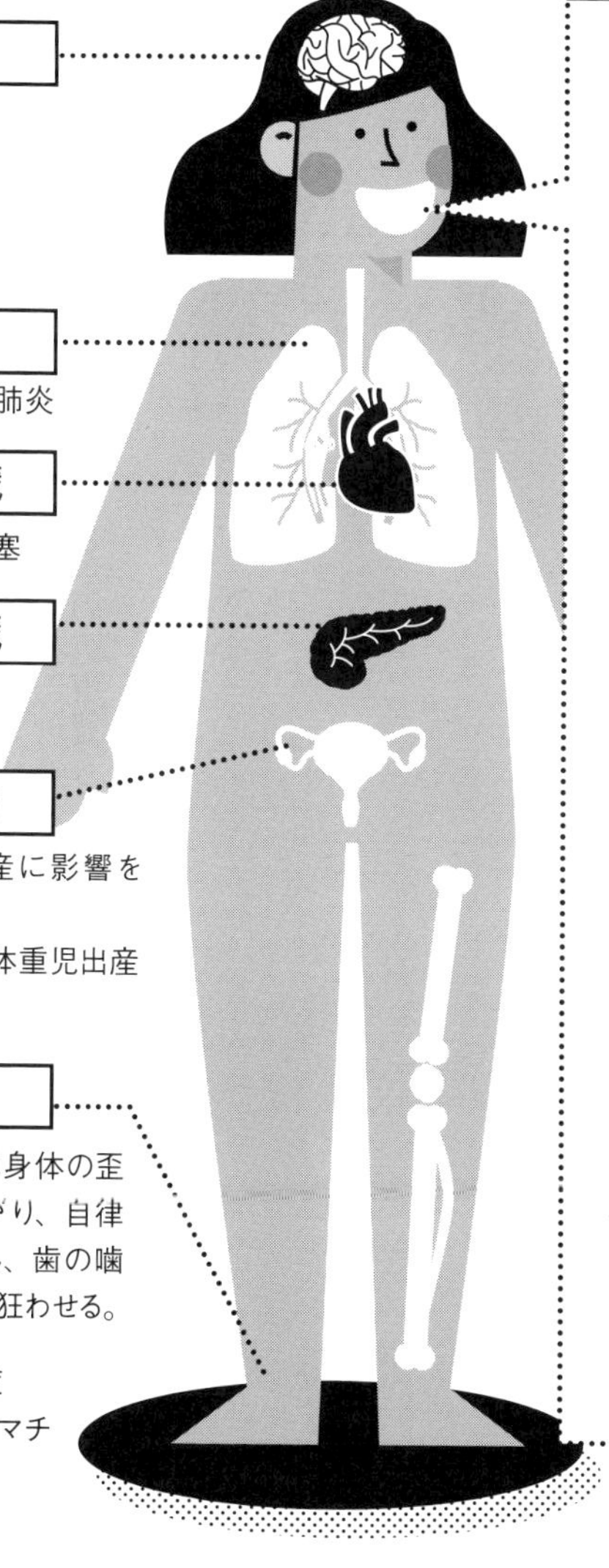

口

口の中の状態は身体の状態を現している。口は身体を映し出す鏡である。

口腔内細菌

腸内細菌以上に多いともいわれている細菌は、口から身体全身に影響を与える。

舌

舌の筋肉の衰えは、嚥下障害の原因になる。

唾液

唾液分泌量の減少は、ドライマウスや口臭の原因になる。薬剤が原因の場合もある。

歯科金属

口の中の歯科金属が電磁波の影響を受けて生体電流を乱し自律神経に影響を与える。

02

むし歯は削らず抜かず、自然治癒力で治す

小峰一雄

　人間の身体には、生まれながらに備わっている自然治癒力があり、さまざまな病気の症状に対して自然治癒力を活用しています。

　たとえば風邪をひくと、身体は熱を出してリンパ球の働きを活性化させて原因であるウイルスを排除する働きをします。下痢は、腸の中のウイルスや細菌を外に排出する反応です。

　病気だけではありません。以前私の息子が中学生だった頃にサッカーをして骨折をしたときもそうでした。ギブスをつけていたのですが、そのままでは筋肉が固まってしまうので外させました。結局何の治療もせずに一週間で元に戻りました。骨折も自然治癒力によって治ってしまったのです。

　ところで、歯科医師の多くは、すぐに削ったり抜いたり、神経をとってしまったりします。どういうわけか、歯の治療に関しては誤解していて、むし歯を治す自然治癒力があるとは認識していないようなのです。

　実際には、歯が溶けたり穴の空いたりしたむし歯は、再石灰化され元の硬さに戻ります。身体に

は、むし歯を治す自然治癒力があるのです。しかし、歯科医師の多くは患者さんの自然治癒力を高める食べ物の指導やむし歯にならないための予防医療にそれほど力を注いではいません。

これは、我が国の「医療報酬制度」にも問題があります。現行の制度は、歯を削れば削るほど、抜けば抜くほど、診療報酬を高くとれる仕組みになっています。なかには経営のためには歯を削る、抜く治療が義務付けられてしまっている勤務医もいます。なぜなら予防医療を推進していくと、むし歯の人が減ってしまい、患者さんもいなくなって歯科医院は経営が立ち行かなくなってしまうという問題も生じてしまうからです。できることなら海外の制度と同じように、予防して医療報酬がもらえるように、また歯を抜くと罰金を取られるような制度が望ましいのです。

私が、むし歯を自然治癒力で治すべきだと考えるのは、むし歯の原因が大学で学んできた理論だけではないと考えているからです。大学では、むし歯はミュータンス菌が食べかすを餌にして酸をつくり出し、歯を溶かしたり、穴を開けたりして歯の表面から内部へと侵入するので、きちんと歯を磨いてきれいにするように教えられてきました。

しかし、現実には、歯の内部から表面へと進行するタイプのむし歯が数多く見受けられます。レントゲン写真を撮ってみると、外から見た限りでは健康そのものの歯であっても、内部が溶けて神経に達している場合もあります。つまり歯の内部から、むし歯ができているのです。

このむし歯の進行メカニズムは「DFT（Dentinal Fluid Transport）」が関係しています（アメリカ

のロマ・リンダ大学のラルフ・スタインマン博士が命名)。ＤＦＴは、脳からの指令によって体内を流れている物質が歯の歯髄(神経)を通って、やがて歯の外に流れ出てくる現象(象牙質の液体移送システム)です。ＤＦＴが正常なときには、歯に衝撃や負担がかかってヒビが入ったときに必要な栄養を運び修復してくれたり、食べ物の色素によって黒ずんでしまった歯をクリーニングしてくれます。また、歯茎の中に入り込んだ歯周病菌に対して免疫細胞を運び退治し予防したり、歯の中に入り込んだ口内の汚物を歯の外へ出してくれます。

ところが、砂糖、ストレス、運動不足、ミネラル不足、薬剤、歯への刺激などで、ＤＦＴは逆流や停滞を引き起こします。食後の血糖値の大幅な上昇によるグルコーススパイクも関係していることがわかっています。逆流を起こすと、口内の細菌は歯の内側に侵入し、歯のエナメル質と象牙質の境にむし歯をつくるのです。

大人のむし歯の多くは、毎日きちんと歯磨きをしても内部からつくられてしまうのです。にもかかわらず、むし歯治療は、ミュータンス菌に侵され軟らかくなった部分を削り取ることから始まります。歯の一番外側にある半透明のエナメル質は、体内の組織で最も硬い水晶に近い硬さです。歯を削るとガラス用の構造のエナメル質の歯にヒビが入り、詰め物をすると、くさびのような働きをして歯が割れてしまいます。やがて神経を抜かざるを得なくなります。壊れた細胞を元に戻すことができる自然治癒力でむし歯を治すのが最適です。

DFTと歯の構造

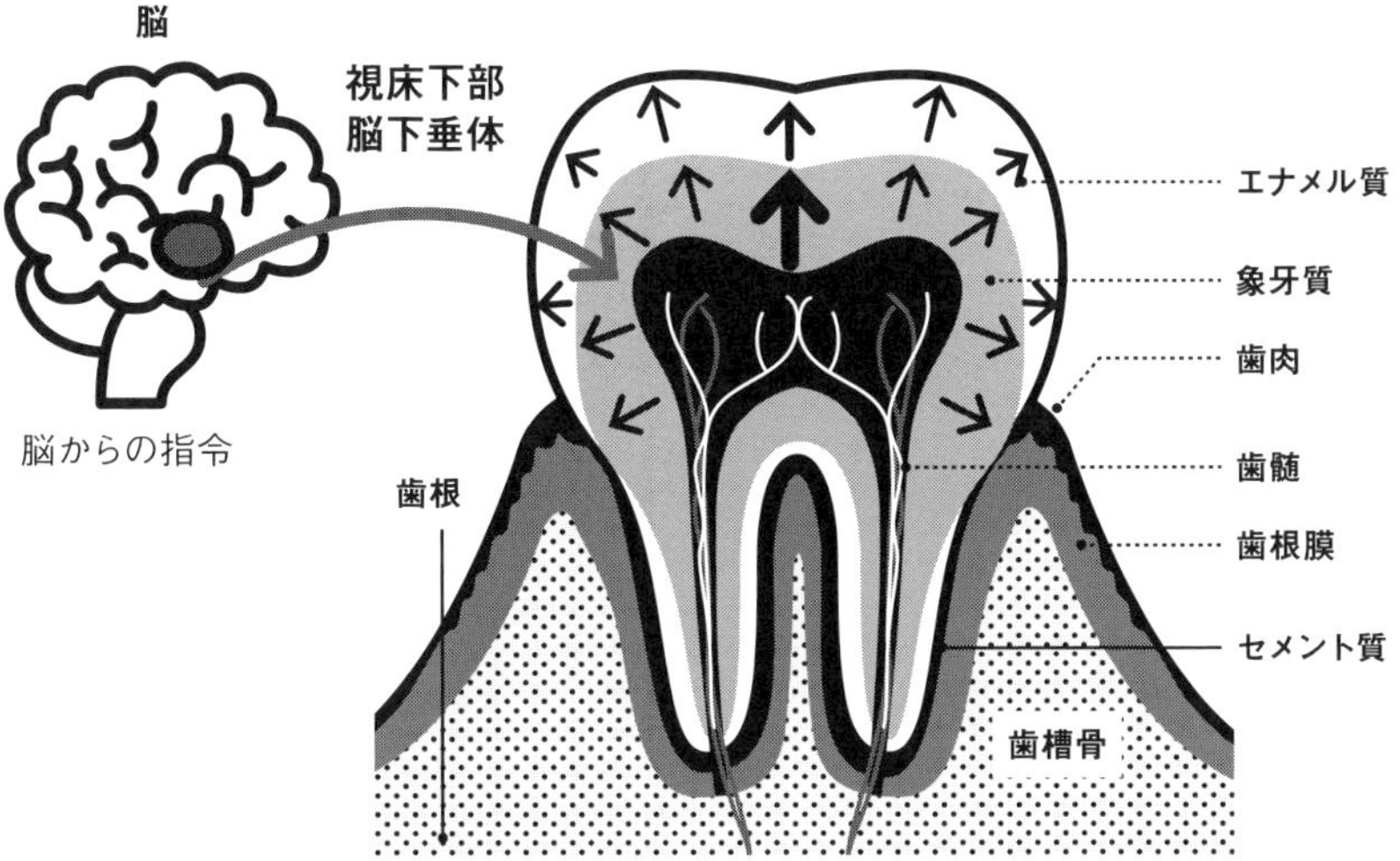

歯は、大きく分けてエナメル質、象牙質、歯髄の層からできている。歯根の周りはセメント質が覆い、その周りには歯根膜があり、その周りの歯槽骨が歯を支えている。

歯を削るリスク

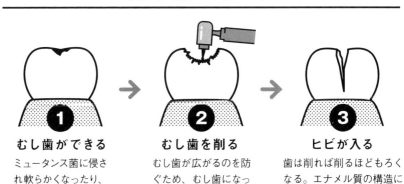

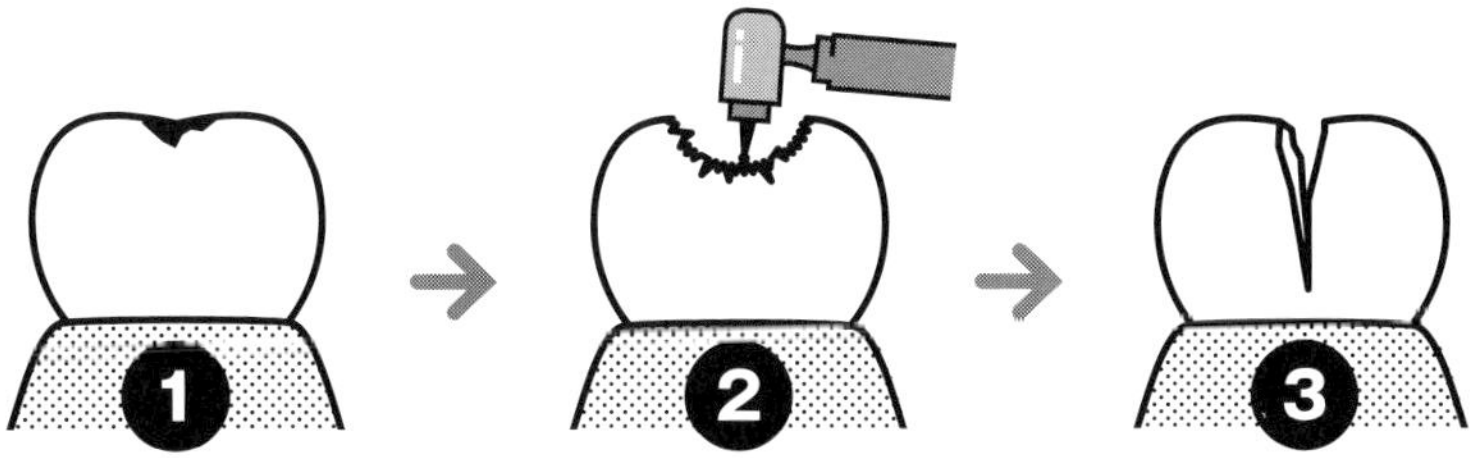

むし歯ができる

ミュータンス菌に侵され軟らかくなったり、穴が空いたりする。

むし歯を削る

むし歯が広がるのを防ぐため、むし歯になっていない部分も一緒に切り取る。

ヒビが入る

歯は削れば削るほどもろくなる。エナメル質の構造にヒビが入り、折れたり、むし歯になり悪化する。

03

自律神経の影響を受ける口の中の微生物（細菌）

小川　優

人間の身体にはたくさんの微生物（常在菌）がすみついています。

微生物のすむ三大細菌叢（フローラ）は「腸内フローラ」「皮膚フローラ」そして「口腔フローラ」です。細菌叢には「善玉菌」「悪玉菌」の他に、そのときどきで勢力の強い菌に味方する「日和見菌」があります。常在菌は身体と共生関係にあり細菌のバランスによって影響を受けています。

たとえば皮膚では、善玉菌の表皮ブドウ球菌は汗や皮脂を餌としてグリセリンや脂肪酸をつくり出します。グリセリンは皮膚のバリア機能を保ち、脂肪酸は肌を弱酸性に保ち抗菌ペプチドをつくり出し、悪玉菌の黄色ブドウ球菌の増殖を防いでいます。アクネ桿菌は皮脂を餌にプロピオン酸や脂肪酸をつくり出し皮膚表面を弱酸性に保ち、皮膚に付着する病原性の強い細菌の増殖を抑えています。しかし皮脂の分泌量が増えたり、毛穴が塞がれたりすると、アクネ桿菌は過剰に増殖して炎症を起こしニキビをつくります。また皮膚がアルカリ性に傾くと、黄色ブドウ球菌が増殖し皮膚炎などを起こし、傷は化膿してしまいます。過剰な不衛生も過剰な洗浄も、菌のバランスを壊して皮膚トラブルに発展します。

一方、最初に食べ物をとり入れ、細菌の侵入口でもある口の中には皮膚と同じようなバリア機能はありません。

本来、口の中は、構造（重層扁平上皮）からも、細菌を排除したり炎症を起こさないための仕組みがあり、簡単には感染や炎症が起こりにくい器官になっています。しかし、口の中の温度は約37℃あり、唾液による高温多湿の状況は細菌にとってはとても繁殖しやすい環境です。

それゆえに口腔内細菌は、名前のないものも含めて約６００種類も存在しています。強い病原性を持つ細菌はいませんが、１日1.5ℓも分泌する唾液や咀嚼する際の圧力に抵抗するため、口腔内に定着するための強い付着力と凝集性を備えています。細菌の密度は糞便のそれよりもはるかに高く、しかも異なった細菌の種類でも凝集が起こるため、直接歯や粘膜上皮に付着できない菌でも組織へ定着することになります。

温床となっているのが歯垢（プラーク）です。その70～80％は細菌、20～30％が多糖体と唾液中のタンパク質からなり、歯垢１mg中に１～２億、唾液からも億単位の細菌が検出されます。プラークは形成されてから、48時間経過すると非常に硬くなり歯石細菌のすみかとなります。

むし歯も歯周病も、細菌による感染症で、重度になると細菌が血液を通して全身へ移行し、カンジダ症、口内炎、口腔ヘルペス、誤嚥性肺炎、心筋梗塞、脳梗塞、糖尿病、低体重児出産などの原因となることが報告されています。

ですが、口腔内の細菌の増多に最も影響を与えているのが自律神経の偏りなのです。自分の意思では勝手にコントロールできない自律神経には、交感神経と副交感神経があります。両者はシーソーのような拮抗関係にあり、体内の免疫力や内分泌をコントロールしています。

無理をし過ぎて交感神経が緊張した状態が長く続くと、免疫を担う白血球のうち、顆粒球（好酸球、好塩基球、好気球）を増多させリンパ球を減少させます。顆粒球は活性酸素を放出しながら死滅していくので、結果的に体内での炎症を引き起こしやすくします。猛烈に働くサラリーマンほど、口内炎や歯周病が多いのもそのためです。

しかも交感神経が緊張しているときは、副交感神経が担当している分泌や排泄の機能は低下しています。身体は唾液からさまざまな抗菌物質や分泌型ＩｇＡ抗体を、歯肉溝からはＩｇＧ抗体を漏出し細菌の感染を防いでいますが、分泌物が少なくなると、免疫力は低下していきます。もちろん歯磨きやデンタルフロス、歯石除去などの口腔ケアや食生活の改善が口腔内の健康に影響を与えるのは確かです。しかし根本的には、自律神経のバランスを保つ生き方をすることが、口腔内および全身の健康につながることに間違いありません。

身体と常在菌との相互的な力関係を判断する最良の器官は口腔ですから、常日頃注意深く観察しケアをすることが全身疾患の予防につながります。

自律神経と口の中の影響

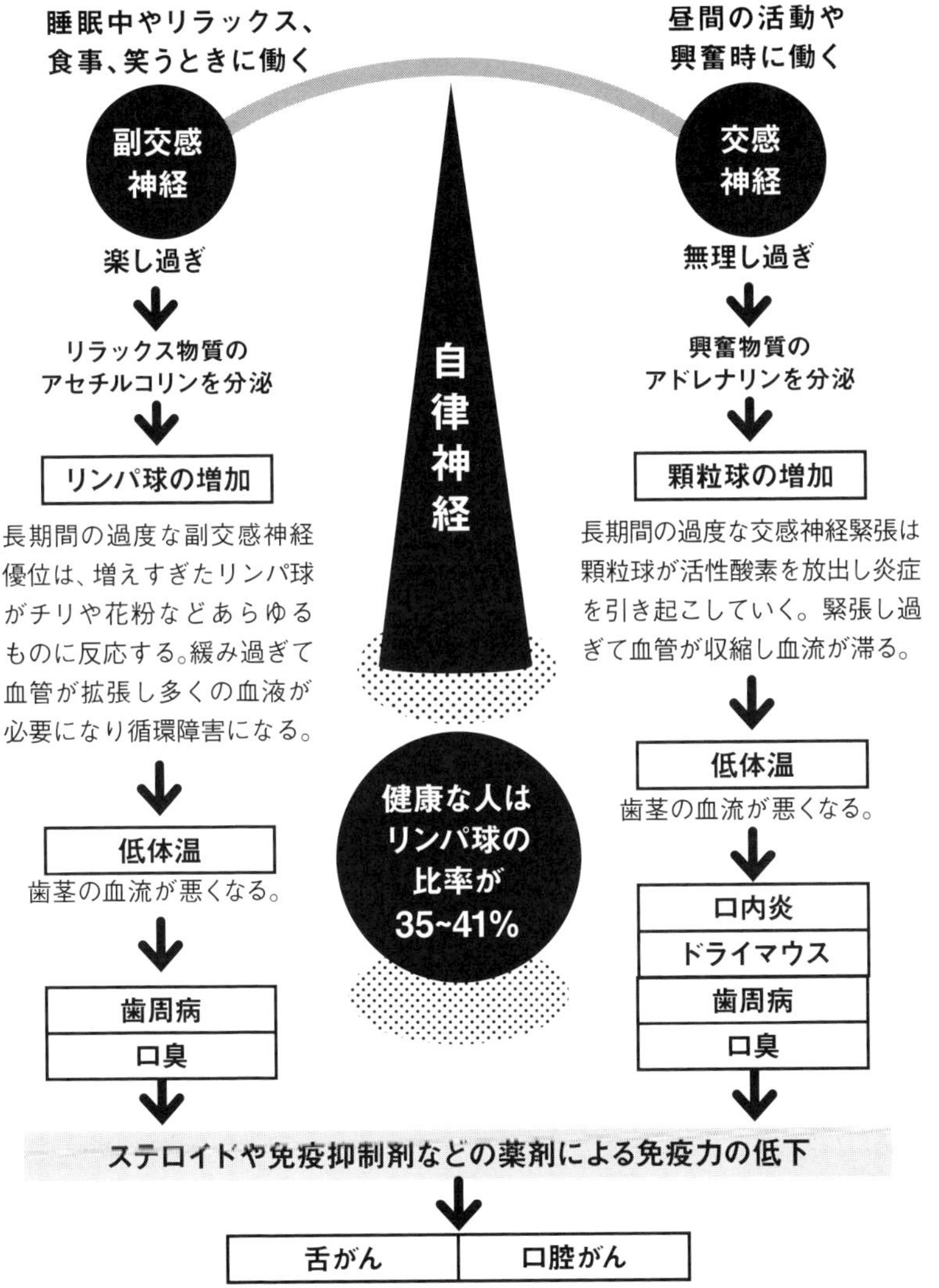

楽をし過ぎる生き方、副交感神経が優位になった状態が長く続くと、白血球のうちリンパ球を増多させる。小さなチリやホコリにまで反応して敵とみなしアレルギー反応が過剰になり、口呼吸になりやすくなる。また低体温が歯周病や口臭を招くことになる。

04

噛み合わせのずれは土台である足が原因

永野剛造

姿勢と噛み合わせは深く関係しています。そのことを身体の仕組みから考えてみましょう。

人間は二足歩行で生活するようになり、重力の影響を大きく受けるようになりました。何しろ頭部は重いので、脊椎、特に上部頸椎に大きな負担がかかります。

頭蓋は、第1頸椎の上にあります。第2頸椎の上部にある歯突起と呼ばれる骨は、第1頸椎の輪の中に入るような形でつながっています。首が回旋しやすいように第1頸椎と第2頸椎の間には、他の脊椎の間にあるようなクッションの役目をする椎間板はありません。強靭な筋肉にも挟まれていないので、衝撃を受けるとずれやすくなります。ですから首が上下左右に回しにくい場合は、上部頸椎に歪みのあることを示しています。

上顎と下顎（口）の開閉は、第2頸椎の歯突起の中央を支点として首の筋肉と咀嚼筋が動かしています。首がずれると、顎がずれて、そのために噛み合わせはずれてしまうのです。

この首のずれが足から起こるということは意外に知られていません。

二足歩行ゆえに、足の底は重力のすべてを受けとめています。歩くときは、足には体重の3倍もの重さがかかるといわれ、体重50kgの人では歩くたびに150kg、階段の上りは体重の4倍、下りは6倍、走るときは足が接地する瞬間に15倍ですから750kgかかる計算になります。そのため身体は、司令塔である脳に大きな衝撃が伝わらないように、全身の骨の4分の1を足に配置し、土踏まずに立体的な三つのアーチ構造をつくっています。

このアーチ構造は全体重を支えるスプリングであり、身体全体の重心を足の中央に定める役割を持っています。アーチが崩れてくると、腰、肩、首そして噛み合わせと、上部にいくほど大きな影響を及ぼすのです。

身体は最重要部位である脳を水平に保とうとしています。下半身が右に傾いている姿勢の人は、背骨や骨盤を歪めて上半身を左に傾かせ、頭を水平に保つことで機能を維持しようとする力を持っているのです。

問題になるのは姿勢です。自律神経は首から尾骨までの部位と関係し、背骨を中心として全身に張り巡らされています。脊椎の両側に並ぶ神経節や神経叢という神経の束をつくる交感神経、動眼神経・顔面神経・舌咽神経・迷走神経・骨盤内蔵神経と限られた神経からなる副交感神経が絡み合いながら全身に分布しています。姿勢が悪くなり上部頸椎や背骨が歪むと、視床下部や頭と体をつないでいる神経経路の伝達が妨げられます。そうなると自律神経の働きが乱れ、ホルモンの分泌や免疫の伝達がうまくいかず、身体全体が正しく機能しない状態になります。

自律神経だけでなく、脊髄の中にある脳脊髄液の循環が悪くなります。脳脊髄液は脳を衝撃から守ったり、栄養補給や老廃物の浄化や除去をしているので、循環不良は脳に影響を与えます。

噛み合わせをよくするためには、まず足の土台から整え姿勢を正しく元に戻すことが大切です。入れ歯をしていた患者さんの足の薬指が浮き指だったことがあります。足の五本指がまっすぐ地面に着くように五本指の矯正靴下を履いてもらい土台をきちんとしただけで、翌日患者さんの入れ歯が合わなくなってしまいました。

噛み合わせを土台である足から整えると姿勢がよくなり、本来の噛み合わせに戻ります。噛み合わせの悪い人は足の他に上部頸椎にも問題のあることが多く見受けられます。特に入れ歯や噛み合わせの矯正の場合は、事前に足の矯正をおすすめしています。

なお、当院では足を診る専門家や上部頸椎の調整を行う治療家と提携しています。

身体が自律神経でつながりコントロールをしていることから、単に顎だけを捉えて診療することは治癒には向かないでしょう。そう考えると特に就寝中に多い歯ぎしりは、昼間に重力の影響を受けて血液が脳までスムーズに届かなかった状態を、夜は副交感神経優位にして血流を回復させて修復しようと、身体が歪んだ頸椎を修正し血流を修正している反応ともいえるのではないでしょうか。きっと意味があるはずです。

脊椎と足の構造

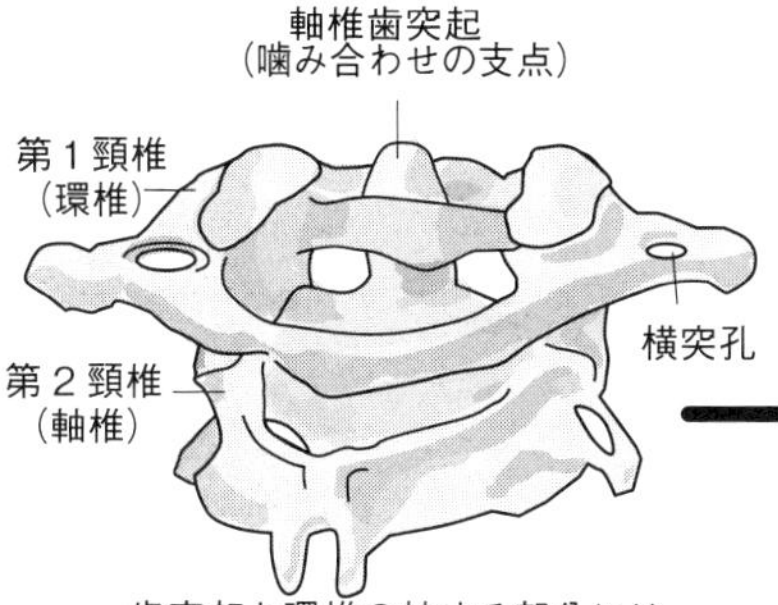

歯突起と環椎の接する部分には環軸関節、側方に一対の関節(合計3個)がある。

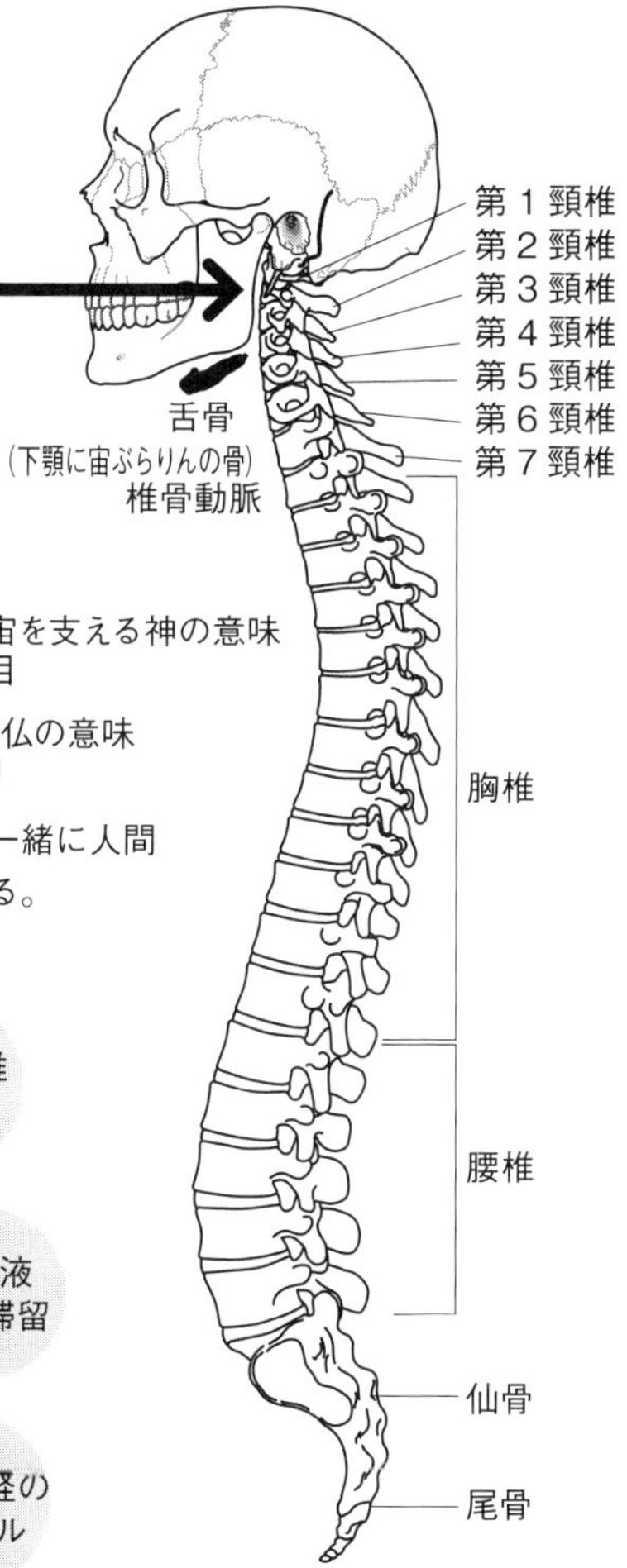

第1頸椎 ＝ **Atlas**　ギリシャ語で宇宙を支える神の意味＝頭を支える役目

第２頸椎 ＝ **Axis**　ギリシャ語でのど仏の意味＝軸を支える役目

頸椎１と２は、重要とされ、神様と仏様が一緒に人間の脳(宇宙)を支え守っているといわれている。

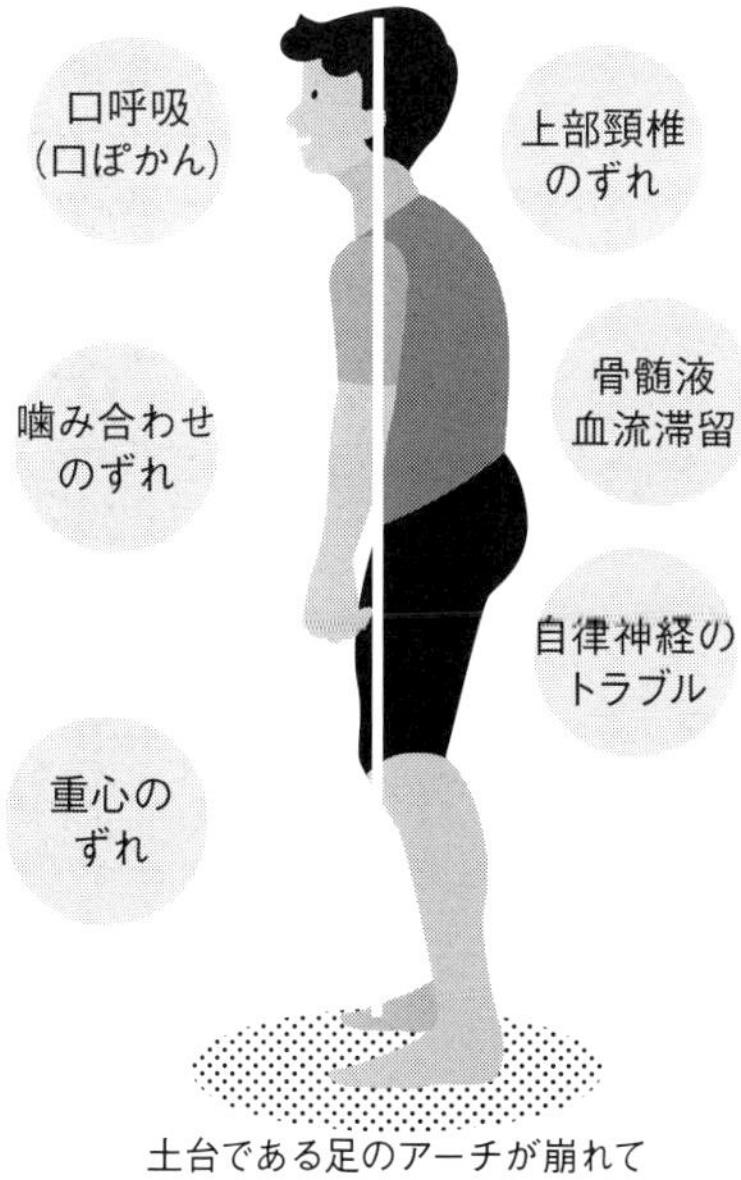

土台である足のアーチが崩れてさまざまなトラブルが起こる。

脊椎は頸椎7個､胸椎12個、腰椎5個、仙骨1個、尾骨1個、合計26個。構造の違いから5つの椎に分けられる。

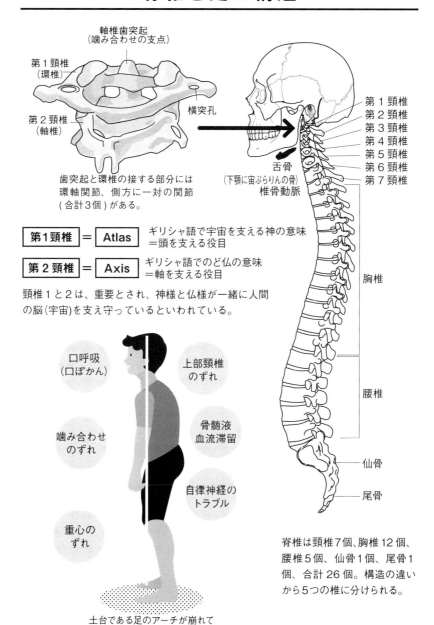

05

身体の不調を招く適合しない歯科金属

小峰一雄

被せもの（冠）、はめ込み、入れ歯など、歯科治療で使われている水銀、銀、銅、パラジウム、亜鉛、錫、ニッケルなどの金属は、いずれも金属アレルギーの原因になることがあります。

金属アレルギーの症状は金属の接触部に起こり、口内炎や歯肉炎になったり、舌が荒れたり味がわからなくなる症状もあれば、アトピー性皮膚炎、掌蹠膿疱症、円形脱毛症など全身に現れる症状もあります。患者さんの顔色が金属の色を帯びているように感じます。

金属がダイレクトにアレルギーを引き起こすわけではありません。

熱いものや冷たいもの、酸性やアルカリ性のものなどを取り込んで咀嚼する口の中は、過酷な環境にあります。そのため歯科金属が酸化や摩耗によって唾液中に金属イオンとして溶け出し、体内に取り込まれるのです。この金属イオンが人体の本来持つタンパク質と結合し、アレルゲンとなって体内の免疫細胞と過剰に反応し金属アレルギーを引き起こします。花粉症と同じメカニズムです。金属そのものではなく、金属とタンパク質との化合物が原因でアレルギーを起こすため、皮膚でのパッチテストでは判明しにくい場合もあります。

歯科金属が金属イオンとして唾液中に溶け出すと同時に電子が放出され、口腔内にガルバニー電流と呼ばれる微弱な電流が発生します。

ガルバニー電流は、アルミホイルや銀の包み紙、金属製のスプーンを噛んだとき、異なる種類の金属が触れ合うと、ピリッとしたり、キーンと感じたりと、嫌な感触や不快に感じる電流です。ガルバニー電流を発生する一番のポイントは、唾液が酸性であることです。酸性の唾液は、唾液自体が「電解質」の役割を果たしているので、金属がイオン化され電位差が生じ電気が発生するのです。

微弱な電流（生体電流）が流れている身体は、そもそも熱や電気を通しやすい良導体です。脳はこの微弱な電流によって全身をコントロールしています。「脳波」「心電図」「筋電図」は、脳や心臓、筋肉が動くことで発生する微弱な電流を測定するものです。

脳信号や神経系の信号は、電気信号なので磁界ができます（フレミングの法則）。この際にガルバニー電流の磁界と反発しあうと（NとN、SとS）、うまく電流が流れなくなり神経障害が出ます。結果的に自律神経を乱し脳活動を混乱させて身体の不調を招く原因になります。これは、精密機械が電波により誤作動を起こす現象に似ています。

またガルバニー電流はマグネシウムの働きを邪魔する（不活性化する）ため、「体の痛みを感じやすくなる」症状も起こります。マグネシウムは痛みを抑える働きをしますが、ガルバニー電流が流れているとマグネシウムが正常に作用できなくなるのです。

その結果、めまい、痛み（頭痛や関節痛）、疲れ、不眠、イライラといったさまざまな神経症状を引き起こします。しかもこの原因は、「ガルバニー電流にある」と気づかないため、自律神経失調症や更年期障害と診断され、ずっと不快な症状が続いて悩まされることになります。

また、歯科金属が電磁波のアンテナとして働いていることもあります。

パソコンや携帯電話、Wi‐Fiから発せられる電磁波を金属歯が受け止めて、体内に電磁波を取り込みやすくし健康を害する原因の一つにもなっています。

ガルバニー電流や電磁波の影響で歯に溜まった帯電量は、測定器（ゼロテクター）を使って簡単に測定できます（ガルバニー電流はドイツでは3μA以上89mV以上は有害）。測定器によって金属に帯電している電気を放電できますが、根本的な治療にはなりません。一時的に症状が改善しても、歯に金属が残ったままでは再びガルバニー電流が発生するからです。

根本的な治療は「ノンメタル治療（メタルフリー治療）」を行うことです。歯科金属を取り除くことによってマグネシウムが正常に作用し、歯とは何の関係もなさそうな膝や腰などの痛みが緩和されたり、痛くて歩けなかった患者さんが治った症例もあります。なかには、誰にも適合するといわれている金やプラチナの歯科金属が適合しない患者さんもいます。現在では治療の前に使用する歯科金属が自分に適合しているかどうかを調べてくれる歯科医院が増えています。

毒性のある歯科金属

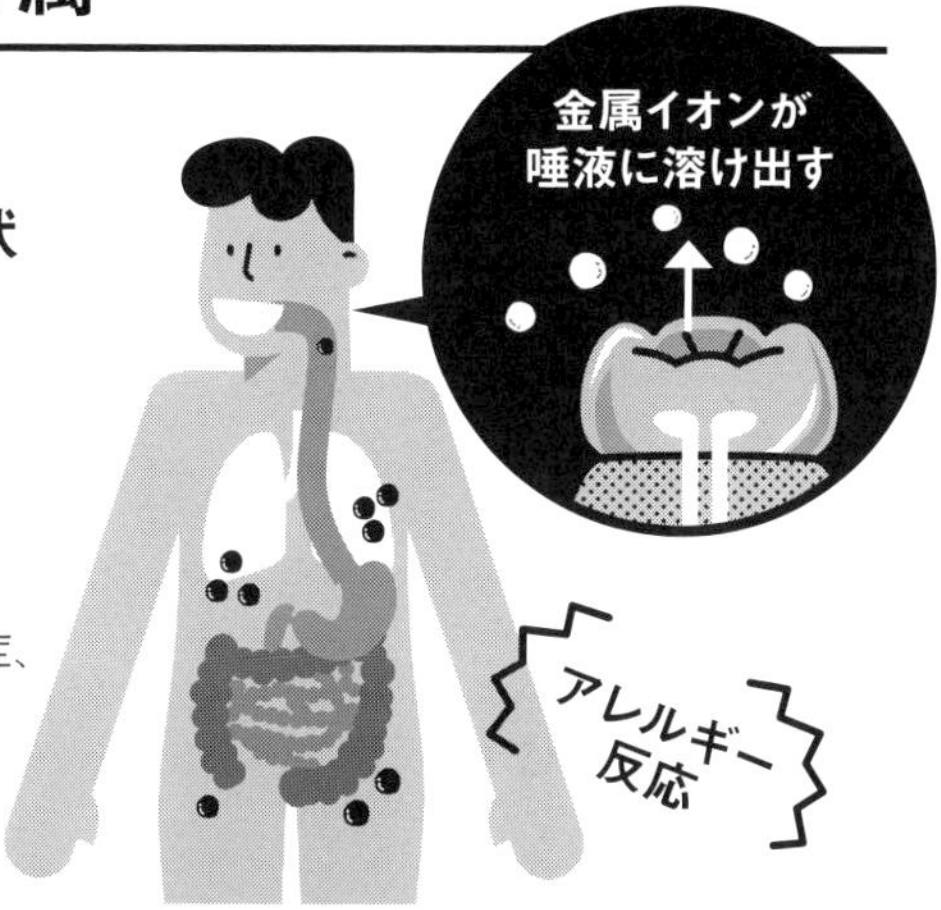

● 金属が原因の口腔内症状

口内の刺激痛、口内炎、歯茎の炎症、
舌痛、味覚異常

● 金属が原因の全身疾患

湿疹、肌荒れ、奪麻疹、シミ、掌臨膿疱症、
アトピー性皮膚炎、手足のかぶれ、
全身のかゆみ、円型脱毛症など

保険診療内歯科金属
アマルガム
水銀を50%含有。アマルガム使用説明書に「素手でさわらないようにする」とある危険な金属。除去するだけで8～9割のアレルギー症状が改善する。
金銀パラジウム合金
保健診療金属の主役。リンパ球幼若化テスト（金属アレルギー検査）では、約半数の人に陽性反応が出る。ドイツでは「幼児・妊婦にパラジウム合金と水銀・銀アマルガム合金を使用しない」という勧告がある。
ニッケルクロム合金
ニッケルクロムは、超微量なら必須ミネラルとして身体に必要な物質。塊で入れると多過ぎるため発がん性物質となる。
銀合金
高温多湿の口の中では酸化し錆びて、銀は黒色に変色する。歯ぐきを黒く変色させ、溶出の危険がある。歯科金属としては使うべきでない。

保険診療外歯科金属
金合金
24Kが純金。18Kなら、24K－18K＝6K。この6K分が金以外の成分である。この残りの金属が身体に適さないことがある。たとえ純金でも金やプラチナにアレルギー反応のある人もいる。
チタン
フッ素により金属イオンとして溶解し、アレルギーを引き起こす可能性がある。身体に優れた材料のようにいわれるが、「硬い」のがデメリット。噛み合う相手側の歯を傷めたり、なかなか除去できないこともある。アレルギーは減るが、電磁波を集める負の特性がある。
レジン
プラスチック＝合成樹脂の一種。石油を原材料とした化学合成物質である。唾液の水分、飲食物による酸や熱に曝され、咀嚼や歯ぎしり、摩擦熱を受け劣化する。

06

咀嚼の本質には若さと健康の秘訣がある

小川　優

口や歯の本来の働きを考えるとき、生命の進化の過程や構造から解明していくと、本当のことがみえてきます。

私たち人間の先祖は、海の中の単細胞生物から始まります。その生物は、口と腸しか持たない腔腸動物でした。背骨もなく胃袋のような分化した消化管や肺や心臓も、肛門も持っていない、イソギンチャクや海綿などのような構造で、全身から海水中の栄養を吸収していました。地球環境の変化に伴い、五億年ほどの歳月をかけて魚類、両生類、爬虫類、哺乳類へと、やがて海中から上陸するように、進化を遂げてきました。

今も身体の構造やエネルギーシステムなど、あらゆる部分にその進化の名残をとどめています。わかりやすいのが母親のお腹の中にいる赤ちゃんです。胎児は受胎から30日を過ぎてから、わずか一週間で生命の進化の記憶を再現していきます。魚類の面影やエラ孔の列、手にあるヒレ（水かき）の形などをみせながら両生類の顔へ、爬虫類へ、そして心臓に隔壁をつくり、陸上生活での呼吸の準備を整え38日目にようやく哺乳類の顔となります。胎児は短期間で水中仕様から陸上仕様という五億年の生命進化を遂げるのです。それを受け止める母親の身体にも、変化がつわりとなって現れます。

では、実際、生物は水中から陸上に移り暮らすようになって、どのように変化したのでしょうか。まず大きく変化したのが呼吸です。

水中では魚のエラ（鰓腸）が呼吸の中心であり、生命を維持する最重要器官です。口から水（酸素）をとり入れ、エラから水と一緒に二酸化炭素を排出していました。

陸に上がってからエラは不用となりましたが、鰓腸筋というエラの筋肉はさまざまな臓器に進化していきました。一部のくびれから首ができ、顔面の筋肉（顎・口・のど・耳など）にも進化していったのです。ちなみに、ヒレは伸びて手足に変化しました。肺は消化器官（腸）の一部が変化してできたものです。この進化により陸上生物は口で咀嚼と呼吸を行えるようになったのです。

人間の顔を構成している筋肉は、食べる（咀嚼と嚥下）ためと呼吸する（気道部分）ための部分がありますが、口腔・顔面領域の筋肉はすべて原始魚類のサメの時代のエラ呼吸の筋肉に由来しているのです。まさしく「エラさまさま」というしかありません。

顔は呼吸内臓筋が頭蓋にくっついた部分であるため解剖学用語では内臓頭蓋とも呼ばれています。このことからも口腔・顔面領域は内臓の神経すなわち自律神経と密接な関係にあることがわかります。

また頭蓋骨はヘルメットのような骨でできているわけではなく、すべて繊維状の関節が縫い合わさったような状態でつながっています。そして咀嚼や呼吸をするたびにリズミカルにすべてが動くような構造になっています。

上下顎を使って咀嚼することで、血液を積極的に顎骨骨髄側から歯根膜を通して顎骨外に送り出しています。血液は歯肉移行部の静脈弁を通過し咬合圧が解除されると、再度歯根膜に入ります。しかし静脈弁があるので顎骨には逆流しません。一回の咀嚼で送られる血液の量は、約3.5 ml（弁当の魚型醤油入れ）で、咀嚼することによって確実に脳への循環経路をつくっています。

脳に溜まった汚れ（アミロイドベータ）を血流で洗い流してくれるので認知症の予防にもなります。

咀嚼にはさまざまな働きがありますが、生命進化による構造からみていくと、咀嚼の役割は血流をよくし、流体力学的なエネルギーを発生させて頭と顔の骨全体で新しい血液細胞をつくるという骨髄造血を促すメカニズムでもあるのです。

そして咀嚼が、若返りのための物質（骨ホルモン：オステオカルシン）を生み出している可能性も否定できません。

骨は長い間、身体を支えるためのカルシウムの貯蔵庫とされていましたが、現在は若返り物質を生み出す臓器、老化速度を決定するペースメーカーとして注目を集めています。

内臓から発生した顔面筋

原始魚類サメの鰓腸筋《さいちょうきん》に由来するヒトの筋肉群

ヒトの顔は鰓腸の平滑筋が脱腸して皮骨の外に露出した内臓呼吸筋が変化したものである

(『生命形態学序説 - 根原現象とメタモルフォーゼ』三木成夫(うぶすな書院)より原図を改変)

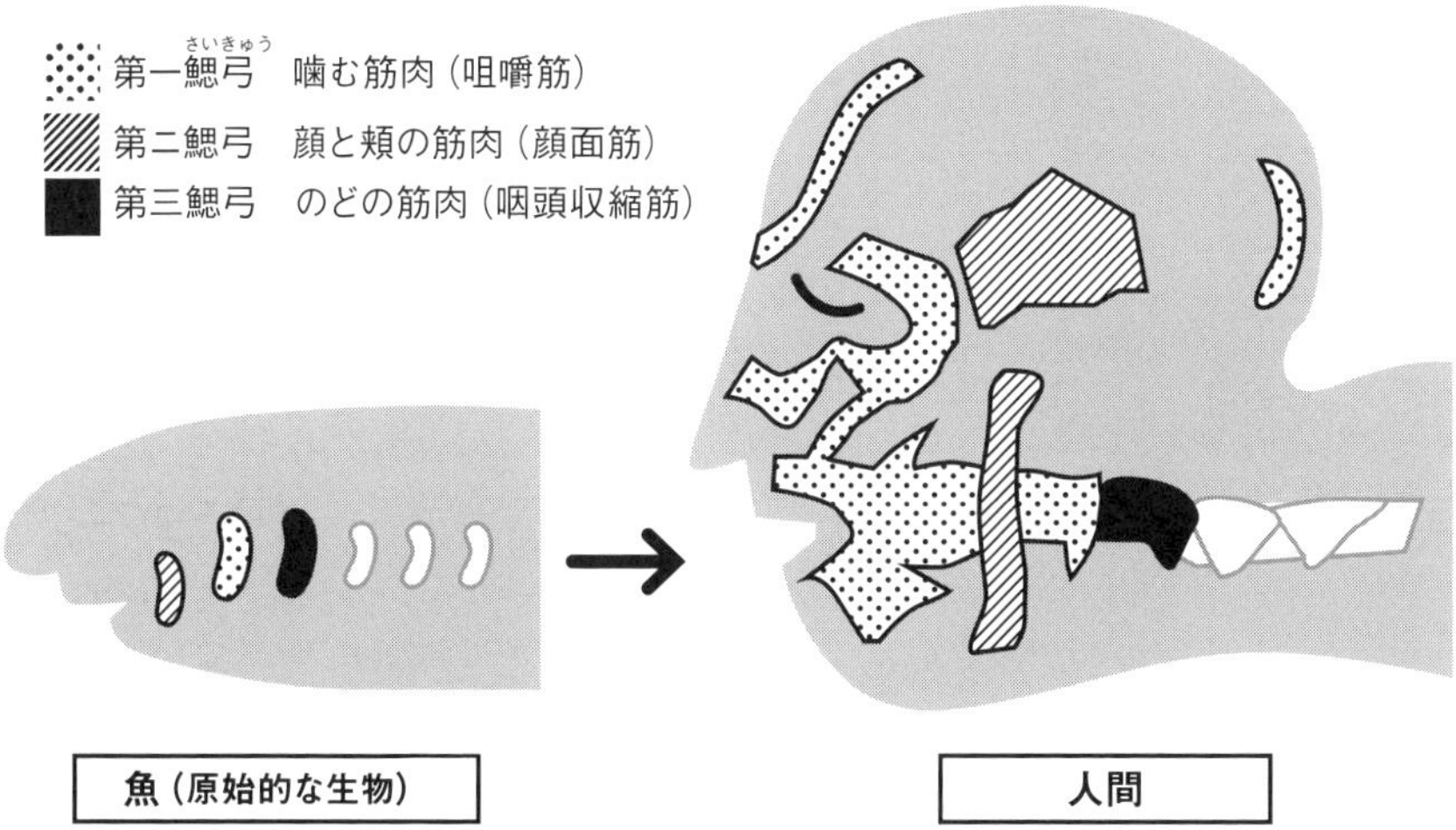
第一鰓弓《さいきゅう》　噛む筋肉(咀嚼筋)
第二鰓弓　顔と頬の筋肉(顔面筋)
第三鰓弓　のどの筋肉(咽頭収縮筋)
魚(原始的な生物)
人間

なかでも顎は最も咀嚼に必要な骨ですから、その役割を軽視してはいけません。歯がいかに大切かを理解していただきたいと思います。

高齢になっても自分の歯で咀嚼できる人が、心身ともに健康で若々しいのは、骨ホルモンによる影響もあるのかもしれません。唾液中の若返りホルモンであるパロチンも活用するとよいでしょう。

たとえ自分の歯を失ったとしても心配はいりません。

自分に合った入れ歯で咀嚼ができれば、健康長寿を全うできるでしょう。咀嚼にこそ若さと健康を保つ秘訣があるのです。

07

危険な歯磨き剤とマウスウォッシュ

永野剛造

口は身体の入り口です。食べ物はもちろん、歯の詰め物でも同様に、危険なものを入れてはいけません。

特に口の中は皮膚とは違って角質層がないのでバリア機能が働きません。粘膜で覆われたデリケートな臓器です。口の中に入れた物の成分は、直接血液を通して全身を巡るようにできていて、約15秒で心臓まで届くといわれ、皮膚の48倍もある非常に高い吸収率で、化学物質を吸収しやすくなっています。

口の中を清潔にするために使われているのが歯磨き剤やマウスウォッシュです。

汚れを取るために洗浄力の強い危険な成分を含む歯磨き剤やマウスウォッシュを長い間使い続けていくと、有害な物質を排除する機能が正常に働かなくなり、経皮毒となって吸収され、さまざまな症状を引き起こし病気の原因になります。日本人の5人に4人が歯周病であること、多発する口腔がんの原因も薬剤が影響しているのかもしれません。含まれている成分に注意しましょう。

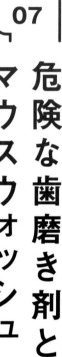

歯磨き剤に配合されている危険な成分は界面活性剤です。泡立ちをよくし洗浄力を強くするために使われている化学合成物質で、本来混ざり合うことのない水と油を混ぜ合わせる力を利用し、脂分を分解して汚れを落とす薬剤です。「ラウリル硫酸Na（ドデシル硫酸ナトリウム）」は、分子が非常に小さいので皮膚に浸透しやすく刺激があり、旧厚生省が皮膚障害、アレルギーや、がんなどを起こす可能性があるとした指定成分でした。現在では分子が大きく、経皮吸収の危険が少ない「ラウレス硫酸Na」を使うことが多いようですが、舌や粘膜に強い刺激を感じます。

界面活性剤入りの歯磨き剤を使うと、強い洗浄力によって歯茎や頬、舌などの粘膜組織が剥がれてきます。一日三回歯磨き剤をつけて真面目に一生懸命磨くことが、口臭の原因になってしまうのです。歯磨きをすればするほど剥がれた粘膜上皮細胞を細菌が分解して、タンパク質の分解臭のような口臭になるのです。

また殺菌剤の「塩化ベンゼトニウム」や「セチルピリジニウムクロリド」などは、口の中の常在菌を死滅させ、敏感な歯肉や口腔粘膜に対して毒性を持ちます。「クロルヘキシジン」は、血管弛緩に不可欠な亜硝酸塩をつくり出す細菌までも殺菌して、血圧を上昇させ心臓発作や脳卒中のリスクが高まることが判明しています。長期間の使用によって歯の表面を溶かし、歯茎に炎症を起こします。口の中を健康的に保っている善玉菌が失われ、その結果、悪玉菌が増えて本来持っている防御機能が低下します。そして口腔内の細胞膜を破壊し、タール系色素や保存剤などの有害化学物質が経皮吸収されるのを促します。

保存料の「パラベン」は細菌やカビなどの増殖を抑制するための防腐剤ですが、口の中の細胞に対して毒性がある可能性も指摘されています。酸化防止剤の「ＥＤＴＡ（エチレンジアミン四酢酸）」は皮膚障害、香味料の「サッカリンNa」は発がん性の疑いを持たれています。

研磨剤である「炭酸カルシウム」「炭酸水素Na（重曹）」「無水ケイ酸（シリカ）」などが入った練り歯磨きは、ステインと呼ばれる歯の着色を効果的に除去できますが、横磨きをしている人は確実に歯頸部（歯と歯茎の境目）が刺激を受け、エナメル質が磨耗し象牙質が露出します。象牙質の中には神経が通っているので、冷たい水や湯が浸みたり歯の知覚過敏につながります。

歯磨きやマウスウォッシュした後、舌が痺れるような感覚や何かを食べるとピリッとしたり苦味を感じたりするのは、味覚を感じる味蕾細胞を一時的に溶かして破壊しているので、味覚異常につながっている可能性があります。

さらに子ども用の歯磨き剤は香料や人工甘味料が添加されていることもあり、有害成分を吸収する危険性が高まります。特にフッ素配合の歯磨き剤が増加していますが、フッ素は視床下部にある松果体を石灰化させる働きがあるといわれ、自律神経の乱れにつながる可能性があります。

購入の際には必ず成分表示をチェックするのを忘れないでください。

今からでも遅くありません。正しい歯磨きを心がけて、生活習慣の改善に取り組みましょう。

正しい歯磨きの方法

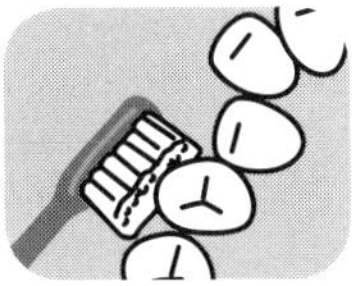

デコボコの歯
歯ブラシを縦にし毛先を使い縦方向に動かす。

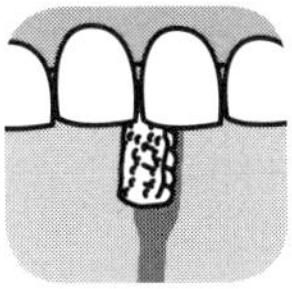

上の前歯の内側
ブラシの毛先を使い細かく磨く。

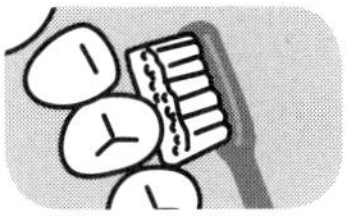

奥歯の外
歯の面に歯ブラシをきちんとあてて磨く。

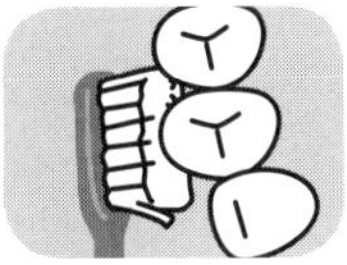

奥歯の外側
口を少し閉じて細かく小刻みに歯ブラシを動かして磨く。

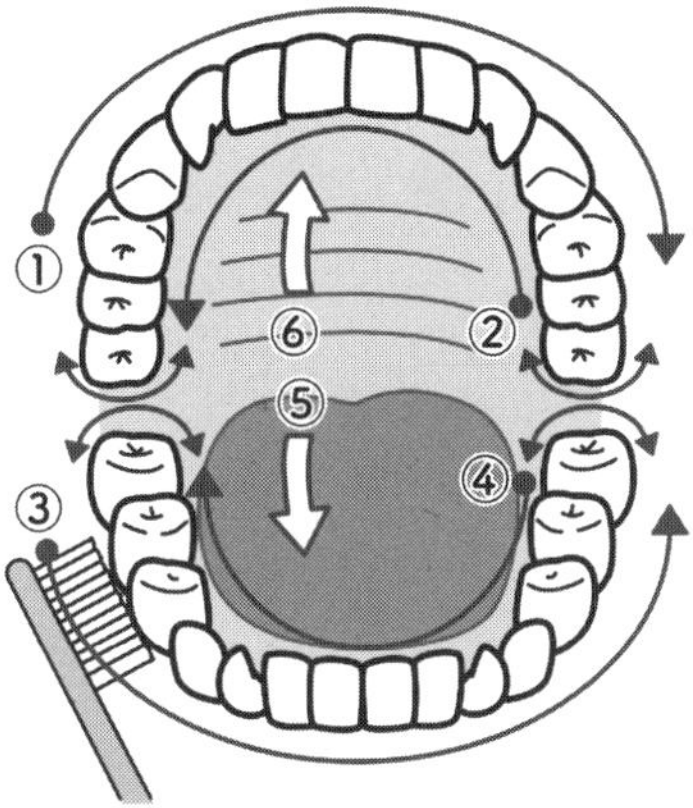

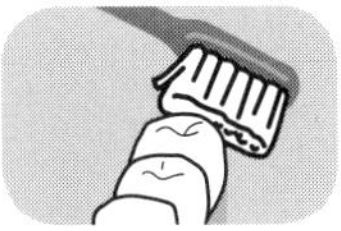

奥歯の奥
歯ブラシの毛先をあてて奥まで磨く。

①から順に一筆書きのように磨けば磨き残しが少なくなる

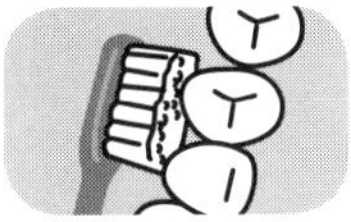

奥歯の内側
口を大きく開け、歯に対して歯ブラシを斜めに入れて磨く。

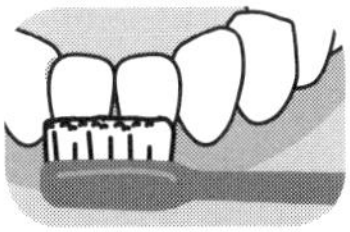

下の前歯の外側
歯ブラシを歯の面にきちんとあてて磨く。

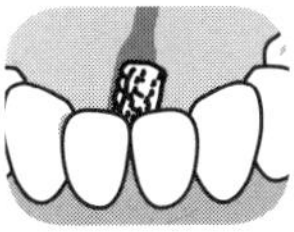

下の前歯の内側
歯ブラシの毛先を使って磨く。歯石がつきやすい部分。

歯磨き剤を使用せずに、丁寧に時間をかけて歯と歯茎をブラッシングするのがよい。歯磨き剤をつけるのなら豆粒程度の量、歯ブラシの毛先 1/3 が目安。たくさん泡が出ると、磨いた気になり磨き残しが出る。食後 30 分経ってから最低でも一回 3 分間以上は必ず磨こう。歯ブラシを持つ手に力を入れて強く押しあて磨くと歯ブラシの毛先が寝てしまい汚れが落ちにくくなる。強い摩擦力によって歯の表面のエナメル質を磨耗させ、知覚過敏や歯茎が下がる原因にもなる。むし歯や歯周病から歯を守るためには歯垢を歯磨きでしっかり落とそう。（参考 pro.saraya.com）

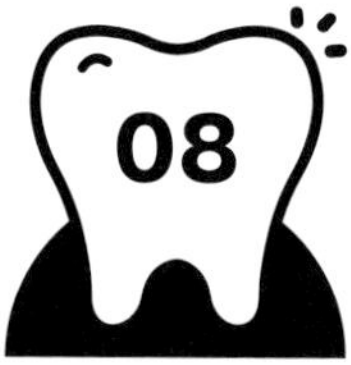

安全といわれるフッ素治療の弊害

小峰一雄

乳歯に対する私の考え方は、むし歯があってもいいということです。痛みがない限り、あえて治療はしないというものです。乳歯でむし歯をつくってしまったのは仕方がありません。要は永久歯でむし歯をつくらなければいいのです。また同じように永久歯でむし歯をつくることをくり返してはいけないので予防が必要です。

乳歯がむし歯だらけの子どもは、むし歯になりやすい体質、むし歯になりやすい食生活をしているというサインのあらわれです。「早いうちに教えてくれてありがとう」と、むし歯に心から感謝して家族みんなで食生活の改善に取り組みましょう。

味覚が決まるのは五歳までです。五歳までは砂糖の入った食べ物を与えない、砂糖の味を覚えさせないことを徹底していれば、子どもが甘い物に興味を示すことはありません。

しかし、子どもに慢性的に甘い物を与えてしまっている家庭では、子どもはどうしても甘い物を欲しがります。

甘い物は酸性体質をつくります。酸性体質は、むし歯の進行を抑えるのではなく、かえってむし歯になりやすく、病気の原因となる活性酸素を打ち消す力も弱く自然治癒力も弱い傾向にあります。子どもがどうしても甘い物を欲しがるときは、アルカリ体質をつくる（りんご、みかん、ぶどう、バナナなど）新鮮な果物を食べさせるといいでしょう。

現在、歯科医院では乳歯のむし歯対策として、歯の再石灰化を助け、むし歯をできにくくする成分としてフッ素の塗布（コーティング）やフッ素洗口（うがい）を強制する動きが強くなっています。多くの歯みがき粉もフッ素（「モノフルオロリン酸Na」「フッ化Na」の成分表記）を配合しています。しかし、世界中でフッ素の危険性について物議を醸している以上、私は、フッ素治療はしないほうがいいと考えています。

20年前くらい前までは『日本歯科医師会』はフッ素の危険性を主張していましたが、今ではその主張をやめてフッ素治療を推進しています。私には、どうして主張しなくなったのか、その理由はわかりません。

地球上に暮らす生物は、みんな土、川、海、動物、植物などのありとあらゆるところに含まれているフッ素を織り込みながら生きているから安全だといいますが、自然界にある成分は「フッ化カルシウム」です。

むし歯予防のために用いられているフッ素は、「フッ化Na」でその粉末は劇物に指定されている成分です。フッ化物の割合が大きくガラスやプラチナさえも溶かしてしまい、ごくわずかな量の摂取で死亡する猛毒です。

フッ素洗口では、これを水に薄めて子どもたちが口に入れてすすいでいます。30秒から1分間すすぐのですが、うまくすすげないで飲み込んでしまう幼児もいるかもしれません。

また、歯が生え変わる前の子どもがフッ素塗布をすると、エナメル質が正常に形成されないために歯の変色をもたらす病気（白斑、永久歯の茶色や黄色のステインなど）が発症する可能性が高くなります。

そのうえ、フッ素は、脳機能の低下や小児のIQ低下、ＡＤＨＤ（注意欠陥多動性障害）、学習障害、松果体の石灰化、甲状腺障害（内分泌かく乱物質）、骨折や骨の発達異常（骨質の分厚さの増加、骨密度と骨痛、骨折の増加）、20歳未満の男性の骨肉腫、口腔咽頭がん、大腸直腸がん、肺気管支がん、腎がんや子宮がんなどの発がんの可能性があることが指摘されています。

私は、フッ素にはそれほどむし歯予防効果はないので、フッ素の塗布やフッ素洗口をする必要はなく、むしろ、やらないほうがいいと考えています。

現在、子どもの歯は、むし歯が全くなく奥歯の溝を樹脂で埋める「シーラント」や、むし歯菌を歯に付きにくくする「フッ素コーティング」など、最新のむし歯予防を受けている子どもと、重いむし歯が10本以上ありケアする時間もなく、むし歯を重症化させる「デンタルネグレクト」「口腔崩壊」の

フッ素問題に取り組む本と資料

書籍

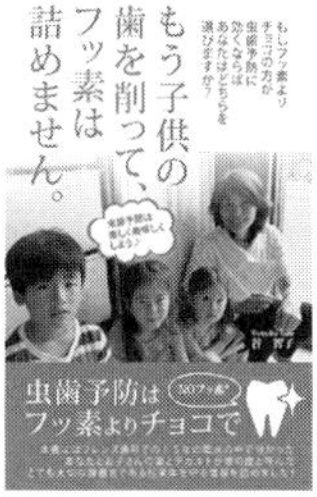

『もう子供の歯を削って、
フッ素は詰めません。
虫歯予防はフッ素
よりチョコで』
著者 谷智子

WEB サイト

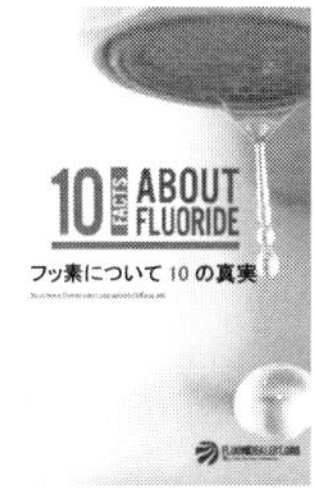

10 FACTS ABOUT FLUORIDE

フッ素について10の真実

フッ素毒の警告 ネットワークである「FLUORIDE ACTION NETWORK」による資料　日本語翻訳 谷智子

フッ素が虫歯予防と関係ないこと、児童の知能低下を引き起こすこと、証明する研究が多数存在することなど、10のポイントで書き出してあり、ダウンロードできます。
日本語版：www.thinker-japan.com/PDF/10facts.pdf
原文：http://www.fluoridealert.org/uploads/10facts. pdf.

日本弁護士連合会が出している集団フッ素洗口・塗布の中止を求める意見書は下記からダウンロードできます。
http://www.nichibenren.or.jp/library/ja/opinion/report/data/110121.pdf

子どもなど、歯の健康格差が広がっています。

乳歯の口腔崩壊は、放置すれば永久歯の口腔崩壊に直結し、生涯にわたって、さまざまな影響を及ぼします。目先のことにとらわれず食生活の改善によって自然治癒力を高め、口から健康対策を行うことです。

子どもの未来を決めるのは、親御さんの考え方、生き方にも関係があるのでしょう。

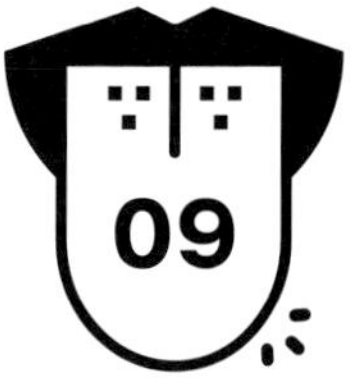

保険診療で使われてきた危険なアマルガム

小川　優

我が国における歯科医療の大きな間違いは、アマルガムという歯科金属を使用したことです。一般的に銀歯などといわれるアマルガムは、50年以上も前から保険診療で使われてきました。アマルガムは、無機水銀約50％と金属（銀、銅、錫など）の合金粉末を練り上げたペースト状のものでむし歯にできた穴などに直接詰める歯科用の材料です。

患部に詰めるときには軟らかく、その穴に確実に密着して穴を封鎖できます。詰め終えると口の中で24時間かけて硬化し、非常に硬くなり強い噛み合わせにも耐えます。加工しやすく操作性に富み、耐久性、殺菌性に優れ、おまけに材料費が安いので保険診療に適用され、一時期はむし歯治療の８割を占めていました。

原材料の水銀は、水俣病でも問題になった「人体に有害な重金属の中でも神経毒性の強い物質」です。水俣病の原因である水銀は、工場廃水に含まれた有機水銀（メチル水銀）です。有機水銀を高濃度に蓄積した魚介類を住民が食べたことで、水銀中毒による障害が起こりました。

歯科で使われているのは無機水銀です。水銀はいったん他の金属と混ぜ合わせると化学的にはきわめて安定したものになり、水銀が溶け出すことはないといわれてきました。しかし、水銀は25℃を超えると沸騰して簡単に蒸発します。

実際に水銀測定器で歯のアマルガムを測定してみると、常温でも空気中に水銀が気化し蒸発しています。常温でも簡単に気化していますから、熱い食べ物や飲み物による刺激で、口腔内のアマルガムに含まれている水銀は簡単に気化、蒸発し体内に拡散してしまうのです。その後水銀は全身に運ばれ、特に腎臓、肝臓、脳などに蓄積されてしまいます。

有機水銀は問題があるけれども、無機水銀だから大丈夫というわけではありません。

アマルガムから溶け出す水銀は、さまざまな症状を発症させ原因不明の病気を引き起こしています。アトピー性皮膚炎、掌蹠膿疱症などの皮膚疾患、潰瘍性大腸炎、クローン病などの腸疾患、関節リウマチなどの膠原病、耳鳴りなどにも関係しているようです。

銀色でふちが黒ずんでいる歯の詰め物はアマルガムの疑いがあります。アマルガムの詰め物がある場合は、身体に害を及ぼすおそれがあるため早めに処置することをおすすめします。

除去する際にはアマルガムをドリルで削るのですが、固体（切削片）と気体（水銀蒸気）が発生します。切削ドリルによる摩擦熱で水銀が気化してしまうのです。

アマルガムは固体も危険ですが、気体のほうがはるかに危険です。アマルガムから蒸気化した水銀を吸い込む可能性があるからです。これは患者さんだけでなく歯科医師にもリスクがあります。

安全な除去をするには、特殊なゴムでアマルガムが詰められている歯を覆い、口の中の他の部分を隔離し（ラバーダム）、さらにできる限りアマルガムを削らないように一塊にして取り出します。場合によっては健康な歯を一部削ることもあります。また専用の口腔内吸引器を用いたり、歯科医師が特殊な防御マスクをすることもあります。

結果的に国が推進していた治療法が、患者さんにも歯科医師にも弊害になっているのです。

２０１３年10月に、環境に排出された水銀は生物に蓄積し、人や野生生物の神経系に有害な影響を及ぼすとされ、「水銀に関する水俣条約」が採択されました。以降使用しなくなった歯科用水銀アマルガムは、環境上適正な方法で処分することになりました。

しかしアマルガムは２０１６年４月まで政府公認の歯科補填材料とされてきました。その結果アマルガムは、現在50歳以上の人のむし歯治療の歯の詰め物として口腔内に残っています。

現在歯科医院では、毛髪検査と血液検査、そして尿検査の併用によって食べ物からの有機水銀、口腔内からの無機水銀、そして水銀の排泄量まで簡単かつ正確に調べることができます。水銀は脂肪の中に蓄積しやすいので、除去すると痩せやすくなったり、腎機能低下による手や足の湿った状態が改善されたり、心臓の拍動が楽になったりします。

気になる方は、歯科医院で歯科用水銀アマルガムの有無を確認するのがよいでしょう。

水銀の蓄積による症状

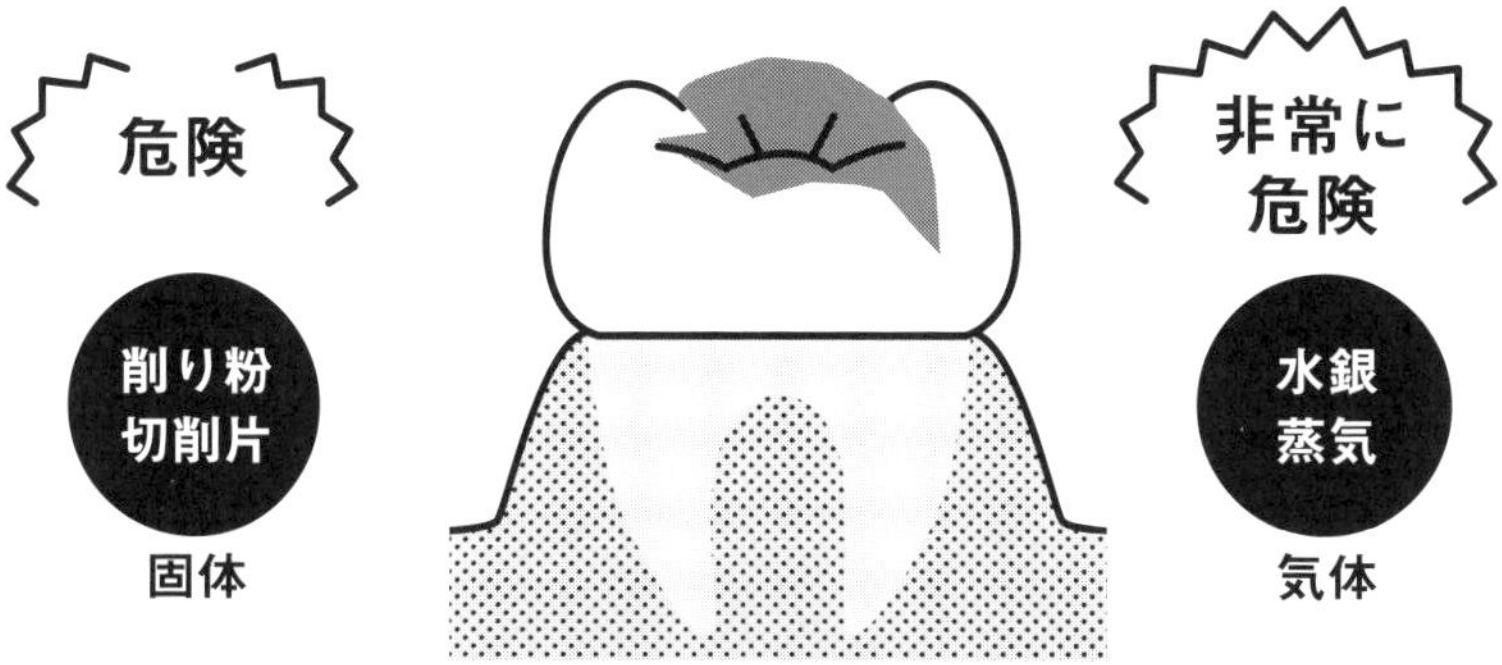

水銀蓄積に関する疾患
主な慢性疾患
喘息、自閉症、発達障害、チック、アトピー、掌蹠膿胞症、シェーグレン症候群、腎障害、肝障害、リウマチ（関節炎）、うつ病・睡眠障害、貧血、副腎疲労、低血糖症、糖尿病、高脂血症・肥満・高血圧、多発性硬化症（ＭＳ）、パーキンソン病、不妊（男女とも）、視力・味覚・聴力・嗅覚障害、アルツハイマー、原因不明の痛み（肩こり・頭痛）、心血管障害、甲状腺疾患、その他多数
歯科疾患
口臭、歯痛、口内炎、歯肉炎、歯周病、歯髄炎、歯ぎしり・噛みしめ、根尖病変(神経のない歯の炎症)、顎関節症、多発性齲蝕、金属アレルギー、歯列不正、舌炎、唾液過多・過少、顎変形症

慢性水銀中毒の症状	
神経システム	
集中力低下、記憶喪失、不眠、抑うつ、不安、振戦、四肢のうずき、香りと味（金属味）、原因不明の灼熱感やしびれ、痛み、頭痛、疲労感、耳鳴り	
免疫システム	
慢性のウイルス、細菌・真菌の頻繁な感染症（カンジダ症）、自己免疫疾患、アレルギー、過敏性症状	
皮膚	**全身性**
アトピー性皮膚炎、アレルギー	早老、繊維筋症、疲労、免疫力低下
内分泌系	**消化器系**
甲状腺機能低下症、低血糖症、副腎疾患、不妊症	フードアレルギー、細菌・真菌の異常増殖、再発性寄生虫感染症、腹部痙攣、過敏性症状

歯科医師の見分け方1

予約制の歯科医院を選ぶべし

本来、歯科治療は時間がかかるものです。混雑している歯科医院は、次から次へと患者さんをこなすことに追われてしまうので、ともすればきちんとした治療を受けられません。

患者さん一人ひとりに時間をとる予約制の歯科医院を選びましょう。

ただし歯科医院のなかには、緊急時に対応できないところもあり、歯の痛みや状況に配慮して対応してくれる、患者ファーストの歯科医院を選びましょう。

また歯科医院の受付は、歯科医師の考え方を反映しているので、その対応によっても歯科医師のあり方がわかるでしょう。

CHAPTER 2

口から始まる全身病

口は食べ物だけでなく
細菌が身体の中に入る入り口です。
歯の治療や口の中の細菌が原因となり
病気を引き起こすことがあります。

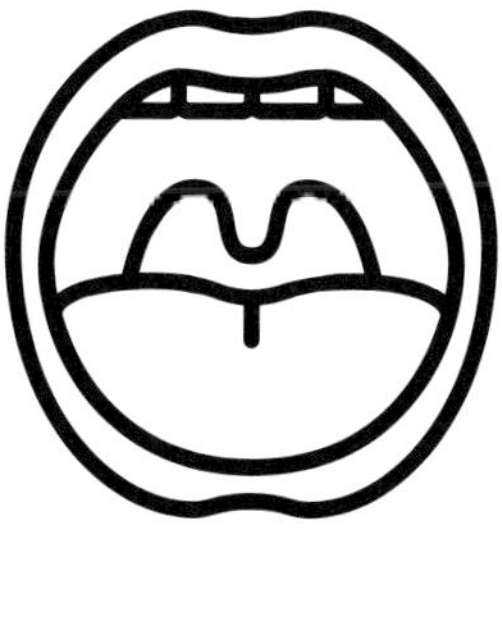

01

口から始まる全身病は「自律神経病」

永野剛造

私が理事長を務めている日本自律神経病研究会（旧名称：日本自律神経免疫治療研究会）は、自律神経が免疫系を支配するという「自律神経の白血球支配の法則」を見いだした安保徹先生と福田稔先生によって発足した研究会です。発足から15年以上経ちますが、当研究会では両先生の理論を実証し検証できたと考えています。

身体は自律神経を中心として免疫系（免疫力）や内分泌系（ホルモン）を連動させて身体の恒常性（ホメオスタシス）を維持して働いています。自律神経のバランスが崩れると、連携している白血球（顆粒球とリンパ球）のバランスが崩れ、病気が発症します。

自律神経の中の交感神経は、主に日中、活動しているときに働きます。交感神経が緊張するとアドレナリンを放出し、白血球の中の顆粒球（好酸球、好気球、好中球）を増やします。長期間交感神経が緊張している状態では、増え過ぎた顆粒球によって胃潰瘍や潰瘍性大腸炎、がんなどの炎症系の病気を発症します。

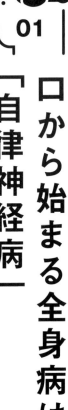

また副交感神経は、主に眠っているときや食事のとき、笑っているときやリラックスしているとき、排泄するときに働きます。副交感神経が優位になると、アセチルコリンを放出し、白血球の中のリンパ球を増やします。長期間、副交感神経優位の状態が続くと、増え過ぎたリンパ球が過剰な反応を示し、喘息やアトピー性皮膚炎を発症します。そして副交感神経優位の状態が長く続いている人が強いストレスを受けると、関節リウマチなどの膠原病を発症することがわかっています。

このように病気の種類や名称は違っていても大元の原因は自律神経にあり、白血球の関係によって起こると考えられるのです。

自律神経の観点から病気を見直していくと、交感神経、副交感神経のどちらかが長期間偏り過ぎた状態になったままでいると、免疫力が低下したり過剰になって、最終的には病気を招くことになります。つまり、自律神経のバランスが崩れ、その結果免疫を担っている白血球のバランスが崩れることによって病気が発症するのです。

当研究会では多くの病気は自律神経と関係していると考え、『自律神経病』と名づけました。

自律神経の偏りを生じさせる根本的な原因は、一人ひとりの生き方や生活習慣です。

身体を動かすこともなく、のんべんだらりの生活、カウチソファに寝そべりコーラを飲みポテトチップスを食べながらテレビを見たりゲームをする生活といった「楽をし過ぎた生き方」は、副交感神経優位にしてしまいます。反対に一日中、一生懸命働きづくめでストレスいっぱい、真面目で息抜きひとつしない、睡眠不足や身体に負荷をかける「薬」を継続的に服用するといった「無理をし過ぎた生き方」は、交感神経優位にしてしまいます。

何よりも大事なことはバランスです。働くときと休むとき、オンとオフの切り替えをきちんとし、身体を大切にしましょう。生き方が変われば自律神経の偏りも変わってきます。

病気は自分自身がつくったものです。自らつくったのですから、基本的に治らない病気はないはずでしょう。

たとえば、日本人の死因の第一位であるがんについて考えてみましょう。がん細胞が大きくなるには10年はかかります。だからこそ、早期発見が問われているわけです。

しかし進行がんになっても「手術でがん細胞を取り除けば治る」「放射線を照射してがん細胞を死滅させれば治る」「抗がん剤でがん細胞を攻撃すれば治る」というのは、必ずしも根本的な治療とはいえません。局所で捉えた治療がさまざまな部位に影響を及ぼすことがあるのです。

身体はすべてつながっています。まずは自律神経の偏りによって起こる低体温を解消するために、「身体を温める」ことからはじめ、「食生活を変える」「熟睡する」「薬の服用を見直す」「ストレスをなくす」「生き方を変える」など、身体を愛おしみ、自分自身と向き合いましょう。そうなれば体の声が聞こえてくるに違いありません。付録（183頁参照）で紹介している、自分自身で病気の予防や健康維持ができるように簡単に実践できる『気ながし療法』でバランスを整えましょう。

自律神経病の仕組み

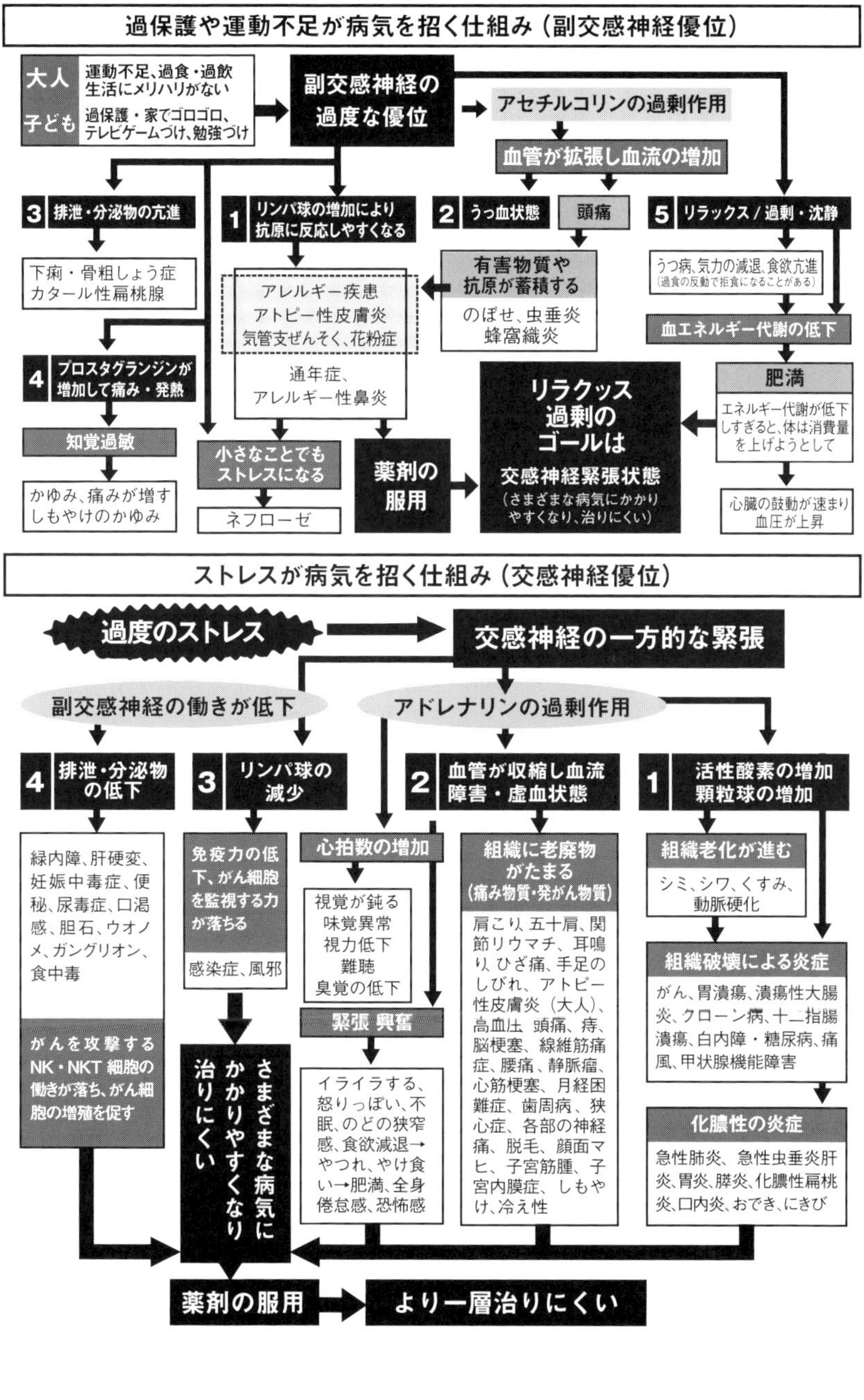
過保護や運動不足が病気を招く仕組み（副交感神経優位）
大人
運動不足、過食・過飲
生活にメリハリがない
子ども
過保護・家でゴロゴロ、
テレビゲームづけ、勉強づけ
副交感神経の過度な優位
アセチルコリンの過剰作用
血管が拡張し血流の増加
3 排泄・分泌物の亢進
下痢・骨粗しょう症
カタール性扁桃腺
1 リンパ球の増加により抗原に反応しやすくなる
アレルギー疾患
アトピー性皮膚炎
気管支ぜんそく、花粉症
通年症、
アレルギー性鼻炎
2 うっ血状態
頭痛
有害物質や抗原が蓄積する
のぼせ、虫垂炎
蜂窩織炎
5 リラックス／過剰・沈静
うつ病、気力の減退、食欲亢進
（過食の反動で拒食になることがある）
血エネルギー代謝の低下
肥満
エネルギー代謝が低下しすぎると、体は消費量を上げようとして
心臓の鼓動が速まり
血圧が上昇
4 プロスタグランジンが増加して痛み・発熱
知覚過敏
かゆみ、痛みが増す
しもやけのかゆみ
小さなことでもストレスになる
ネフローゼ
薬剤の服用
リラクッス過剰のゴールは
交感神経緊張状態
（さまざまな病気にかかりやすくなり、治りにくい）
ストレスが病気を招く仕組み（交感神経優位）
過度のストレス
交感神経の一方的な緊張
副交感神経の働きが低下
アドレナリンの過剰作用
4 排泄・分泌物の低下
緑内障、肝硬変、妊娠中毒症、便秘、尿毒症、口渇感、胆石、ウオノメ、ガングリオン、食中毒
がんを攻撃するNK・NKT細胞の働きが落ち、がん細胞の増殖を促す
3 リンパ球の減少
免疫力の低下、がん細胞を監視する力が落ちる
感染症、風邪
さまざまな病気にかかりやすくなり治りにくい
心拍数の増加
視覚が鈍る
味覚異常
視力低下
難聴
臭覚の低下
緊張 興奮
イライラする、怒りっぽい、不眠、のどの狭窄感、食欲減退→やつれ、やけ食い→肥満、全身倦怠感、恐怖感
2 血管が収縮し血流障害・虚血状態
組織に老廃物がたまる
（痛み物質・発がん物質）
肩こり、五十肩、関節リウマチ、耳鳴り、ひざ痛、手足のしびれ、アトピー性皮膚炎（大人）、高血圧、頭痛、痔、脳梗塞、線維筋痛症、腰痛、静脈瘤、心筋梗塞、月経困難症、歯周病、狭心症、各部の神経痛、脱毛、顔面マヒ、子宮筋腫、子宮内膜症、しもやけ、冷え性
1 活性酸素の増加
顆粒球の増加
組織老化が進む
シミ、シワ、くすみ、動脈硬化
組織破壊による炎症
がん、胃潰瘍、潰瘍性大腸炎、クローン病、十二指腸潰瘍、白内障・糖尿病、痛風、甲状腺機能障害
化膿性の炎症
急性肺炎、急性虫垂炎肝炎、胃炎、膵炎、化膿性扁桃炎、口内炎、おでき、にきび
薬剤の服用
より一層治りにくい

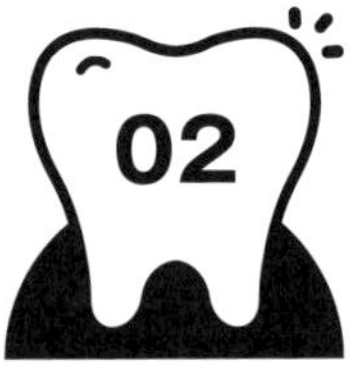

歯は臓器の一つ 身体からのメッセージ

小峰一雄

体内にあるさまざまな臓器は、直接目で見ることはできません。ですが、歯や口は、自分で直接確認できる臓器で、しかも内臓の入り口です。ですから歯や口にトラブルが起こる場合は、身体が教えてくれる何らかのメッセージだと考えるとよいでしょう。

まず、口を通して体の異変を感じるバロメーターに、口臭があります。

口臭が強い人は内臓の機能が弱っていたり、免疫力が低下している可能性があります。口の中の細菌は腸内の10倍もあり、常に外気にさらされています。そのため免疫力が落ちると、細菌の数がてきめんに増えてしまうのです。

人によって口臭が強くなった、また歯垢がつきやすくなった、歯周病が悪化したなど、口の中が普段とは違うと感じるときは、信頼できる歯科医師に相談しましょう。

とりわけ歯周病が急激に悪化してきた場合は、病気を疑う必要があります。

健康な人で、歯周病が急に悪化するのは、薬を飲み始めた、環境や食生活が変わったなどの何らかの変化があるはずです。患者さん自身に特に思いあたることがなく、一般的な歯周病治療を行ってもよくならない場合は、極端に免疫力が下がっている可能性があります。こうした場合は、がんなどの病気を疑う必要があります。なかには、口の中がざらつき始め歯磨きをしても汚れが拭えず、病院の検査ですい臓がんと診断された人もいます。そもそも口の病気は、大病の前の未病の状態を示していて、何らかの病気が起こり始めているサインだと思ってください。

むし歯も同じです。

歯が痛くなること自体、身体が発する警告であり、砂糖など、歯に痛みを感じさせる食べ物を体内に入れるなというメッセージです。

これまで、むし歯は、「糖」「細菌」「歯」の3つが同時に揃って起こると考えられていましたが、私の知人であり国立大学の歯科医が、むし歯はストレスが原因によって起こることを動物実験で証明しています。実験では、動物にむし歯の原因になる糖を全く与えず、代わりに音を立てて眠らせないことでストレスを与えると、虫歯ができることが明らかになったのです。ストレスは交感神経を緊張させるので血流が悪くなった結果、むし歯が起こると考えられます。自律神経を研究した医師には理解していただけるでしょうが、当時は、むし歯原因説を根底から覆すものだったこともあり、歯科界に理解を得られず、広まることはなかったそうです。

また、私の調査(『アンチエイジング歯科学会』で報告)によれば、むし歯の本数が増えるにしたがって血管年齢が実年齢を上回っていきます。血管年齢は、血管の硬さから自分の血管の状態が何歳に相当するかを導き出す指標です。むし歯が20本を超えると、実年齢の差も25〜30歳と大きく上回っていき、むし歯が多い人ほど血管が老化します。

むし歯だらけの9歳のお子さんの血管年齢を測定してみたところ、血管年齢がなんと45歳だったことがありました。これにはとても驚きました。血管が硬いと酸素や栄養素を身体の隅々にまで運んだり、老廃物を回収する血液の流れが滞り、全身の代謝が低下し身体に決してよい影響は及びません。

また、私は現在、小学校の歯科校医をしていますが、食事をしたらすぐに歯を磨いている子どもほど、むし歯が多いことがわかりました。その原因は、食後すぐの歯磨きによって歯の再石灰化を妨げているからです。

食事をして歯についた酸性の食べ物は歯の表面のエナメル質を軟らかくします（脱灰）。ですが、唾液の緩衝作用によって口の中を中和し、エナメル質を再び修復する再石灰化が行われるので、30分も経てば元の状態に戻ります。食後すぐの歯磨きは、まだ軟らかいエナメル質が削り取られるばかりか、再石灰化も途中で妨げ、その結果、エナメル質に穴が空いてしまうのです。再石灰化に比べて脱灰の時間がほぼ同じ、あるいは長くなってしまうので、むし歯が発生しやすい状態になるのです。そのため、食後すぐではなく、30分以上経ってからの歯磨きをすすめています。不規則にだ

がんと歯周病に共通する特徴

糖質、炭水化物の食べ過ぎは原核細胞を生み出し、放射能、
紫外線、薬、ストレスなどの刺激によってがんに変異しやすい。

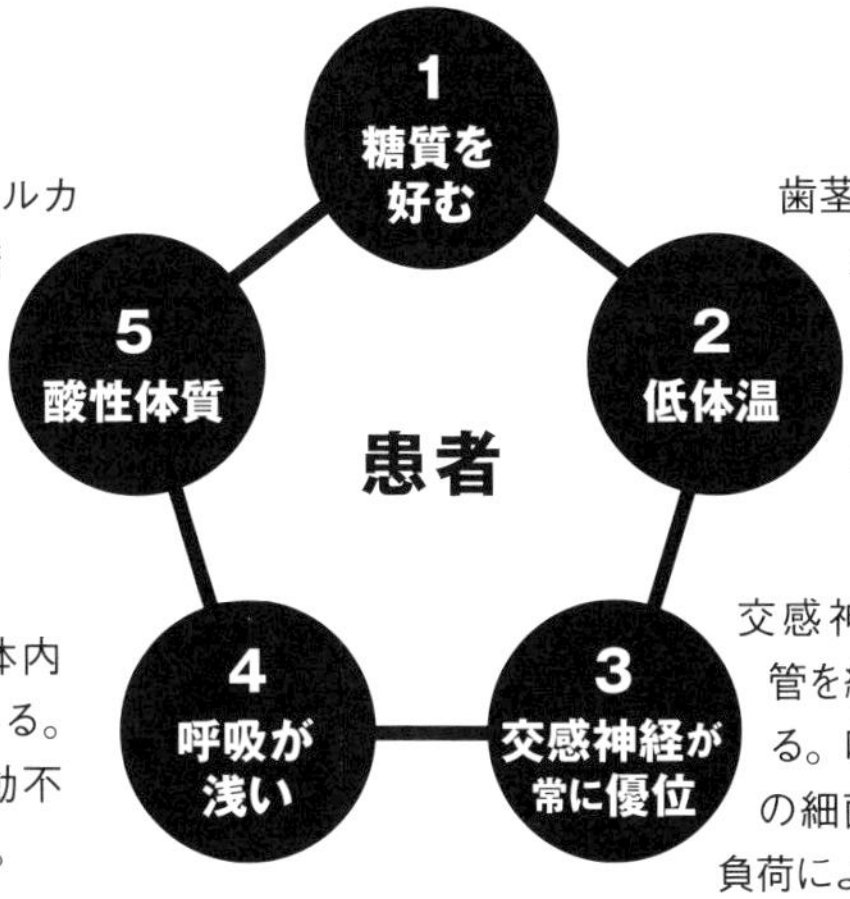

健康なときは、弱アルカリ性体質。肉や糖質中心の食生活、運動不測で酸性体質になる。

歯茎の温度が低体温で冷たい飲食を好む。血流が悪いので唾液が出にくく結果的にむし歯ができる確率が高い。

交感神経緊張は抹消の血管を縮小させ血流を滞らせる。唾液が出にくく口の中の細菌が増殖。ストレスの負荷によりDFTが逆流する。

呼吸が浅いと常に体内の酸素が不足している。呼吸が浅い人は運動不足であることが多い。

らだらと食べたり飲んだりする食生活や寝る前の食事やお菓子なども、就眠中は唾液の分泌量が低下し、再石灰化されにくいのでなるべく避けましょう。

歯は単なる咀嚼のための道具や単なる骨の一部ではなく、臓器の一つとして代謝やDFT（15頁参照）を行っています。歯と身体は間違いなくつながっているのです。

ほとんどの人は、病気になるまで健康についてあまり考えることはないでしょう。しかし、むし歯や歯周病になり歯科医院に行くことは、自分が病気の一歩手前、未病の状態であることに気づくきっかけになるのです。

口の中の些細な異変は、身体のサインです。このサインを無視しないでください。

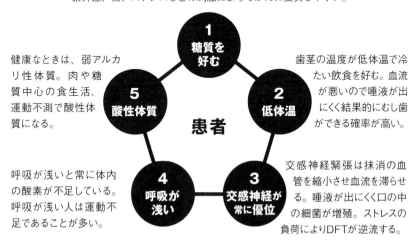

新治療法

削らず、むし歯を治す「ドックベスト療法」

小峰一雄

むし歯は自然治癒力で治すのが一番です。ですが、現代人は極端に自然治癒力が落ちていて、高まるまでに時間がかかる場合があります。また、むし歯が進行して痛みの強い患者さんには自然治癒力を活用した治療法は向きません。

私は自然治癒力をサポートする治療法を探し続け、2006年に「ドックベスト療法」と出合いました。この療法はアメリカの歯科医師、故ティム・フレイザー博士が開発し、ドックベストセメントを使用する方法です。

セメントの成分は銅、シリカ（ケイ素）、マグネシウム、亜鉛、ビスマス、鉄、銀など、すべて天然で安全なものです。むし歯は歯の成分のミネラルが溶けてしまう病気です。このセメントをむし歯に詰めることで再度ミネラルを取り込ませ歯の再石灰化をさせます。施術は詰めるだけですから所要時間は10分ほどです。しかも、銅と鉄、銀のイオンの電位差で殺菌効果を発揮するため、セメントがなくならない限り殺菌効果が続きます。そのため何度も歯科医院に通う必要はありません。詰めることによって徐々に明らかな効果が出ます。魔法のようなセメントですが、むし歯が消えてしまうわけではありません。ドックベスト療法は、あくまで対症療法です。原因療法を併用することで症状が消えるのです。むし歯が完治するには、無菌化された状態で一～二年、再石灰化して

ドックベスト療法の手順

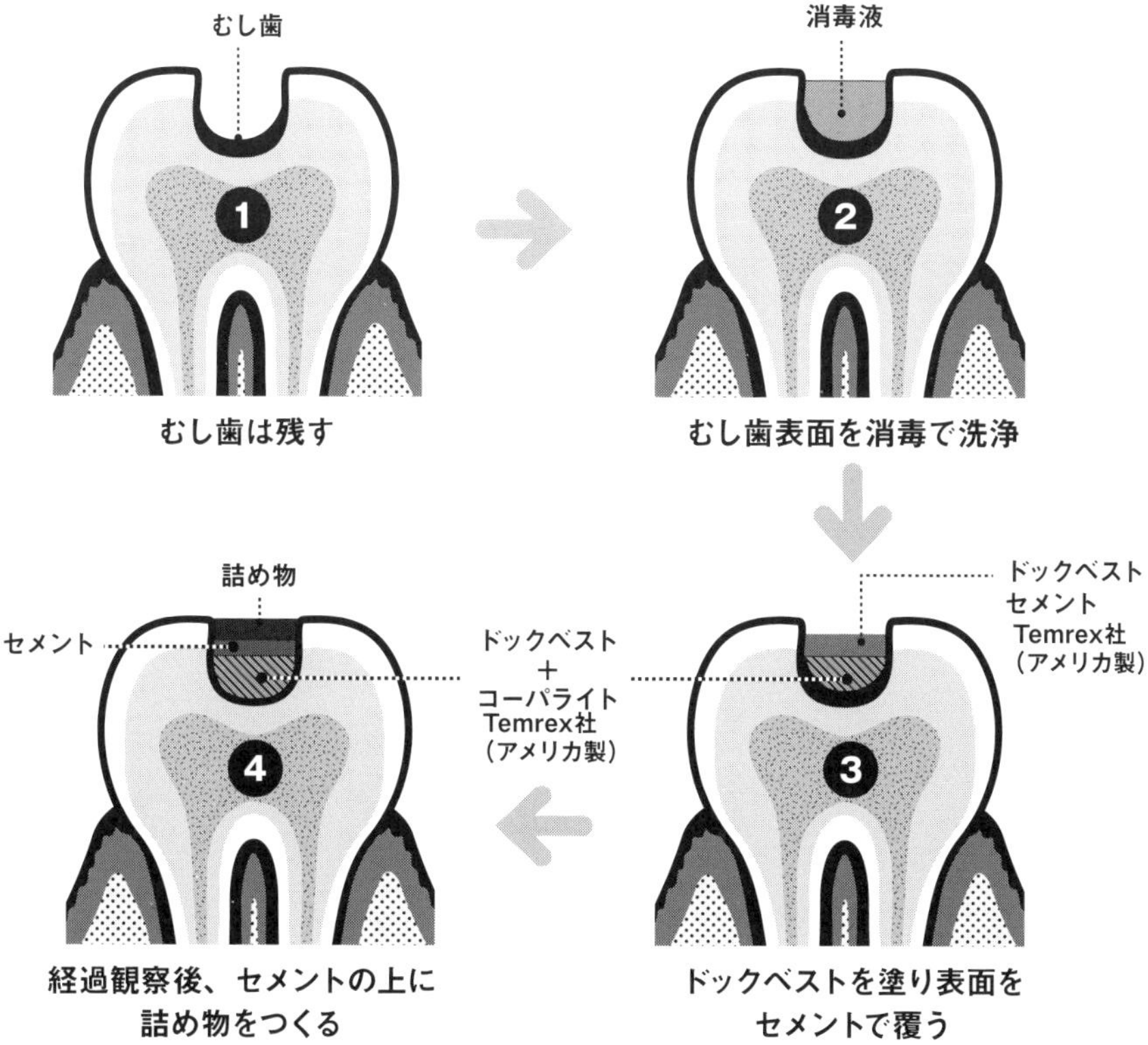

いくのをじっくり待つことが必要です。

この治療法を学んで以来、ドックベスト療法を行った患者さんは2万人以上ですが、治癒率は90％以上です。保険診療外治療ですから、一回の治療はやや高く感じるかもしれません。しかし歯を削る治療は、いずれ神経や歯を抜き、インプラントや入れ歯に行き着くことを考えると決して高いものではありません。

この治療を希望する遠方の患者さんに、各地域の歯科医院をご紹介したところ、「削られてしまった」というクレームが多いのは、残念なことです。

03

全身に影響を及ぼす歯周病

小川　優

むし歯は歯が壊されていく病気ですが、歯周病は、歯垢（プラーク）の中の歯周病菌が歯を支える歯茎やその周辺組織に炎症を起こし、悪化すると骨（歯槽骨）が溶けて歯が抜け落ちる病気です。歯周病の直接的な原因は歯垢です。歯垢は食べかすではありません。歯垢１mgの中に約10億個の細菌が滞留し歯の表面に粘着性の強い物質を付着させて歯肉の辺縁に炎症を引き起こします。硬い歯石になると、細菌はさらに入り込み、歯周病を進行させます。

歯が抜け落ちることよりも歯周病が恐ろしいのは、全身に影響を与えていく炎症反応です。なぜなら歯周病になると、歯周病菌を退治しようとする免疫が炎症を起こすように働きます。このとき放出されるのがＴＮＦ‐αなどの生理活性物質（サイトカイン）です。ＴＮＦ‐αは腫瘍壊死因子と呼ばれ、炎症を引き起こして腫瘍を退治する物質です。たとえ歯周病菌が死滅しても、菌の細胞壁の中にあるエンドトキシンという毒素は残ってしまいます。歯周病菌にも種類があるのですが、悪玉菌の歯周病菌は体内で生き残る時間が長いのです。この歯周病菌が、歯茎の血管から血液と一緒に身体の中に流れ込み全身のさまざまな臓器に影響を及ぼし症状を悪化させていくのです。

糖尿病では、このサイトカインが肝臓や筋肉の細胞へのインスリンの働き（ブドウ糖のとり込み）を邪魔して、血糖値を上昇させ糖尿病を悪化させます。歯周病は第6の合併症といわれ、慢性腎臓病とも関連しています。歯周病の治療によって、血糖値が改善して糖尿病も快方に向かいます。

心・血管系の病気は、動脈硬化が原因になり心筋梗塞や狭心症、脳梗塞を引き起こします。動脈硬化を起こした血管の中の歯垢やアテロームの部分から、肺炎クラミジアなどと並んで歯周病菌が数多く見つかっています。重度の歯周病患者では炎症反応を示す血中CRP値が上昇し動脈硬化や心筋梗塞、脳梗塞などの血管障害の起こる危険性を高めます。さらには慢性炎症が老化を促進するという報告もあります。

メタボリックシンドローム（内臓脂肪症候群）の危険因子の中心になるのが肥満です。歯周病が肝臓に脂肪を蓄積させ高脂血症を生み出し、肥満の原因のひとつである可能性が指摘されています。歯周病の予防はメタボリックシンドロームの予防にもつながります。

お酒を飲まないのに肝臓に脂肪が蓄積し、脂肪肝から慢性肝炎、肝硬変、肝がんに進展していくNASH（非アルコール性脂肪肝炎）も歯周病とのかかわりがあり、歯周病の治療をすることによって、肝細胞が破壊されると血液中に放出されるAST（GOT）、ALT（GPT）が改善します。

アルツハイマー病では、炎症物質が血液に運ばれて脳に流れ込み、加齢や脳血管障害で脆弱化した血液脳関門を通過し、脳内でタンパク分解酵素を産生・分泌して「アミロイドβ」という脳内のゴミを増やすことが報告されています。

高齢者に多い誤嚥性肺炎は、唾液や飲食物、痰などが気管に入り、肺に入り込んだ細菌が増殖して起こりますが、その原因菌には、歯周病菌も数多く検出されています。免疫力の低下している高齢者にとって唾液中の歯周病菌は命とりになりかねません。

関節炎や糸球体腎炎が発症する原因となる黄色ブドウ球菌や連鎖球菌の多くは、歯周病原性細菌などで口腔内に多く存在します。これらの細菌や炎症物質が血液中に入り込むことで、関節炎や糸球体腎炎を発症することがあります。

妊娠中の女性もホルモンの関係で歯周病菌が増えやすくなり、放置すると早産や低体重児出産のリスクが増加します。また歯周病になると、妊娠糖尿病になりやすいので注意が必要です。

これらの病気は、交感神経緊張状態になっている妊娠中も含め、いずれも交感神経緊張状態で起きている病気です。体内では顆粒球が増多しているので、歯周病によって過剰な炎症の連鎖が始まり、症状が悪化していくのだと思われます。

副交感神経優位な状態でも歯周病は起こります。甘い物の食べ過ぎや運動不足でも血流が悪くなり歯茎の血色も悪くなります。ただ、副交感神経優位のほうが顆粒球は少ないので歯周病の進行は緩やかです。

歯周病の及ぼす影響

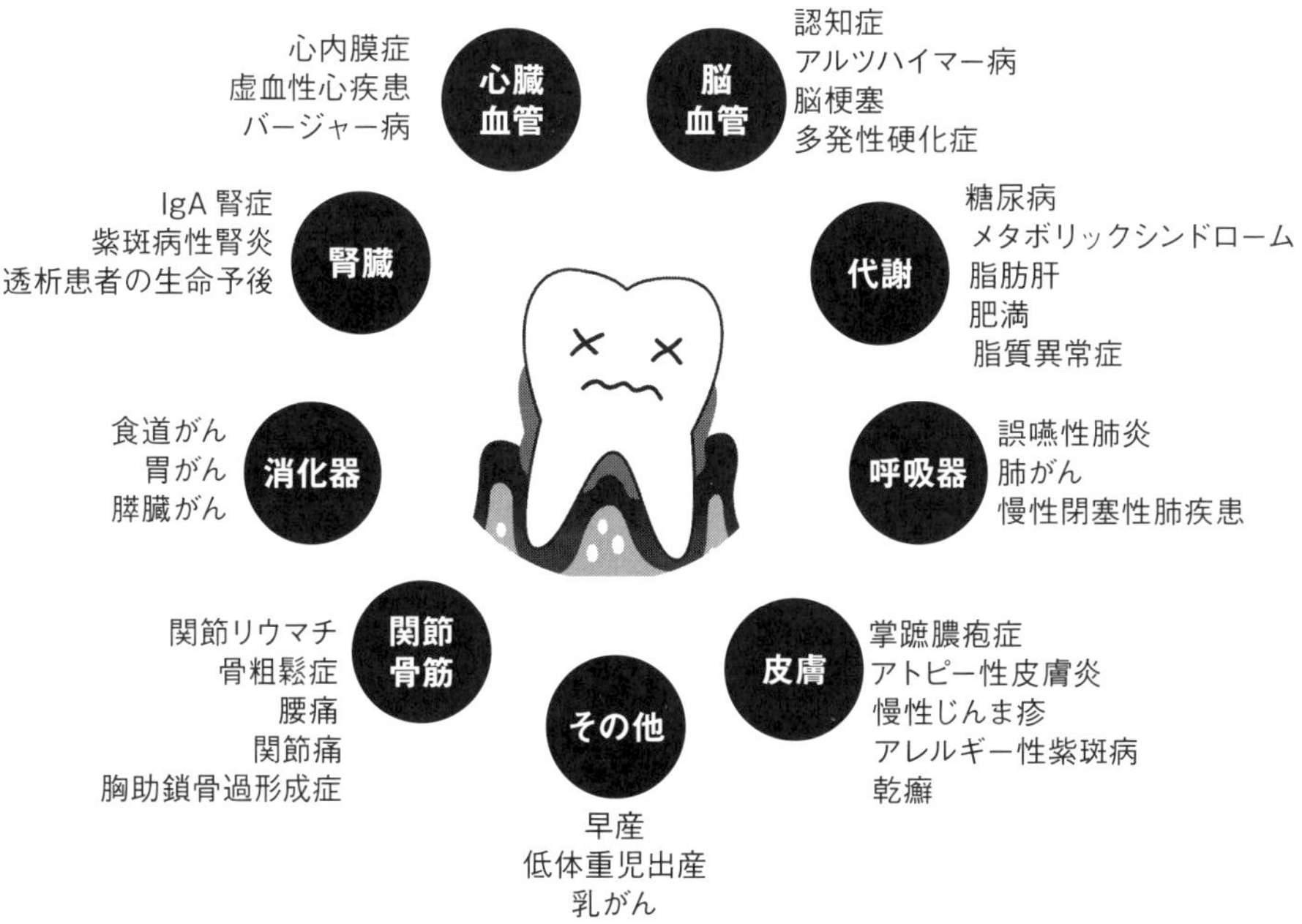
心臓血管
心内膜症
虚血性心疾患
バージャー病
脳血管
認知症
アルツハイマー病
脳梗塞
多発性硬化症
腎臓
IgA 腎症
紫斑病性腎炎
透析患者の生命予後
代謝
糖尿病
メタボリックシンドローム
脂肪肝
肥満
脂質異常症
消化器
食道がん
胃がん
膵臓がん
呼吸器
誤嚥性肺炎
肺がん
慢性閉塞性肺疾患
関節骨筋
関節リウマチ
骨粗鬆症
腰痛
関節痛
胸助鎖骨過形成症
皮膚
掌蹠膿疱症
アトピー性皮膚炎
慢性じんま疹
アレルギー性紫斑病
乾癬
その他
早産
低体重児出産
乳がん

仮に自律神経のバランスが崩れていても、口腔内の環境をきれいに保っていれば、歯周病の進行を阻止することは可能です。

いずれにしろ人間は、食べることなくしては生きてはいけません。口こそが身体を健康にしていくための土台であると考えます。

ブラッシングやデンタルフロスを使ったケアも必要ですが、定期的に専門的なクリーニングを受けて口腔内のメンテナンスをしましょう。

歯科と内科が連携し患者さんの健康に今以上に貢献できる日は、それほど遠くはありません。

詳細解説

歯と臓器の深い相関関係

小峰一雄

歯と臓器の相関性の研究が進んでいるアメリカやドイツでの裏付けデータを調べてみると、歯を「削ったり抜いたりする行為」は歯だけでなく身体全体や臓器を傷めていることが報告されています。残念ながら日本では歯と臓器の関係は、いまだにほとんど問題視されていません。

そこで私は、歯と臓器の関係を明らかにしたいと『全身歯科研究会』を発足し、医師や歯科医師の協力を得て独自のデータを分析しています。歯科医としての40年間の臨床経験から、抜歯もしくは抜髄（神経を抜く）した歯の部位によって病気になりやすい臓器が決まっていることがわかってきました。

身体に気になる何らかの症状のある人は、抜歯した部位の穴が空いたまま塞がらないで細菌の巣になり臓器に影響を及ぼしている可能性があり、気になる臓器に対応する歯の治療をすると変化が現れる場合もあります。

今後、歯と全身の関連性がさらに解き明かされれば、歯の治療法も身体全体への影響を考慮して見直されていくでしょう。身体の各臓器は、単に独立して機能しているのではなく、すべてがつながっていて全体のバランスを保ちながら活動を続けています。全身の各臓器と歯との相関関係を考えながらの治療体系は、健康づくりには必要不可欠になるでしょう。

●上顎前歯（中切歯 a、側切歯 b）と腎臓

上顎の前歯は、腎臓とかかわりが深く、抜髄・抜歯した人には急性腎炎や腎機能障害などの腎臓疾患が多い傾向があります。上顎の前歯は目立ちやすいため、形や審美的な理由でオールセラミックの人工歯を入れることが多いのですが、人工歯は歯質を削る量が多いことから神経が痛むといけないと便宜抜髄をしてしまいがちです。

●親知らず

親知らずは磨きにくい場所にあるためむし歯になりやすく、まっすぐ生えなかったために傷みやすいという理由で日本では抜くのは当たり前になっています。親知らずはすべての臓器に関係しています。親知らずの生えている場所の下には、動脈血管や神経が通っている下歯槽管があり、抜歯時に損傷すると取り返しがつかなくなるため、治療には厳重な注意が必要です。

●下顎犬歯 c、小臼歯 d と生殖器

下顎の犬歯や2本の小臼歯を抜髄か抜歯した人は、生殖器の病気を患うことが多く、私のデータ上、その確率は約 90%になります。特に小臼歯は矯正のために抜歯することが多い歯です。矯正経験のある女性患者さんの多くに、子宮筋腫、生理痛、卵巣腫瘍、子宮がんなどが認められるケースがあります。

●下顎の第一大臼歯 e と大腸

下顎の第一大臼歯は奥歯の中でも最初に生えてくる歯ですからむし歯になることも多く、最も抜歯・抜髄が行われる確率が高い歯です。この歯は大腸の病気との関係があるようです。大腸がんや大腸ポリープ、便秘や下痢など、特に大腸がんの患者さんのほとんどが下顎の第一大臼歯の治療が施されていました。

歯と臓器の関係

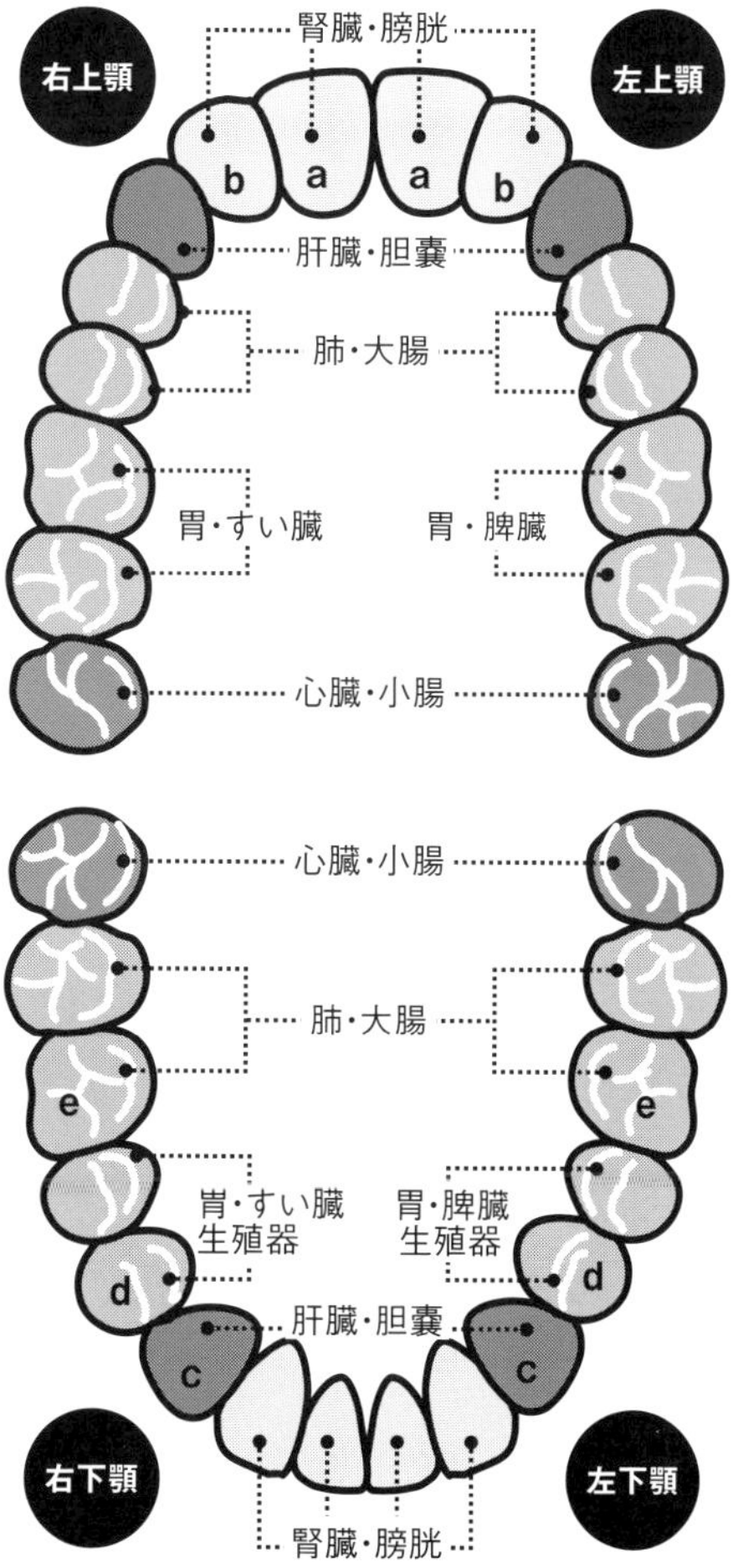

臨床報告

歯周病と糖尿病を
24年間コントロールに成功

日本自律神経病研究会にて報告（2018.10.14）　歯科医師　松見哲雄

歯周病と糖尿病は相互に影響を及ぼす関係です。歯周病は歯科で的確な治療を行えば治癒する疾患です。本ケースは、患者さんが初診（１９９４年9月17日）以来、歯周病を治癒させ、糖尿病を薬なしで24年間コントロールした症例です。患者さんは、１９４３年生れの男性、会社員転勤族、重度歯周病で動揺歯あり、物がうまく噛めません。２型糖尿病でＨｂＡ１ｃ値は７・６（ＮＧＳＰ換算済）、花粉症は10年来ありました。

しかし、歯科治療によって初診より24年間で喪失した歯は左上5番1本のみで、23年間同じ義歯を使用しています。患者さんは24年間にわたり歯周病と糖尿病を十分コントロールし、現在（75歳）も非常にお元気です。花粉症も初診後再発をしていません。甘い物とパン食をやめてコントロールできました。詳細なデータが揃っているのは当患者さんのみですが、他の糖尿病の患者さんも同様に良くなっています。当院の高齢者患者さんは生命力があり、よく歩き、仕事をこなしています。自分の始末はひとりでできて、ほとんど寝込まず、天寿を全うします。歯科治療をきちんとすると、不思議な効果を発揮するのです。

糖尿病は一般的に「しめじ」といって、「し」は神経障害、「め」は網膜症、「じ」は腎症を引き起こします。また動脈硬化によって、「えのき」（壊疽・脳梗塞・狭心症・急性心筋梗塞）を起こします。

さて糖尿病から透析に移行する患者数は年間1.6万人、現在30万人以上が透析中で、年々増え続けています。また年間治療費も総額1.6兆円と、一人あたりにすると高額な公費負担になっています。

もちろん医療費だけでなく、高齢化社会をいかに健康に過ごすのかを考えた場合、さまざまな合併症をもたらす糖尿病の予防・治療は、歯科医師にとっても大切なことなのです。

患者さん自身のブラッシングによるプラークコントロールと、炎症の原因である歯石を取り除く歯科治療との併用によって歯肉炎症をコントロールできれば、インスリン抵抗性が改善し、糖尿病が改善する可能性は、より高くなるのです。

歯科医と糖尿病患者さんがつながり歯周病治療をすることは、糖尿病の重症化を抑制するだけでなく日本の医療費削減のために急務だと考えています。

歯周病とＨｂＡ１ｃの推移

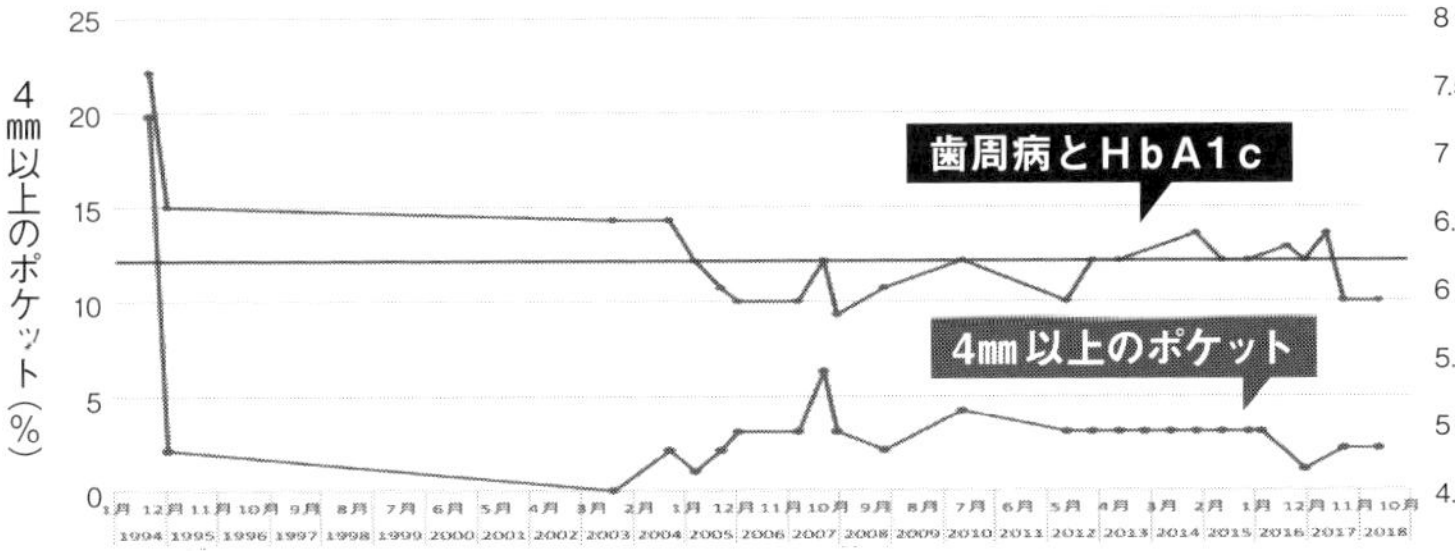

グラフの下の折れ線グラフは歯周病の４mm以上のポケットの割合（%）。上の折れ線グラフは糖尿病のＨｂＡ１ｃ値（%）の推移を同時期のグラフにした。グラフ中央部（2007年）は患者さんが退職し、第二の就職した時期にあたり、自律神経的観察では少し乱れがある。

※歯周ポケットは４㎜以上を病的とする。ＨｂＡ１ｃは6.5以上を糖尿病と判定。
このように歯周病の状態と糖尿病の状態は非常に連動している。

04

舌の状態からわかる身体の中のエネルギー

永野剛造

東洋医学では、気、血、水が一体となって体を循環し、バランスを保つといわれています。身体のエネルギーの状態が一番わかるのが舌の診断（舌診）です。気がうまくながれているか、血液の循環がうまくいっているか、体内の水分が適切に調節されているかなどを判断するのに舌の観察はとても大切です。

当院では診察の際に舌診を取り入れて、舌と全身の関係性を診るために、患者さんの舌そのものの状態、色、大きさ、厚さ、舌苔（舌表面の白っぽい付着物）によって身体の中の状態を診ています。舌診は、病気になる一歩手前の未病の状態を簡単に見つけることができる方法です。

舌の状態は48種類に分けられますが、ここでは基本をお伝えします。

●健康な舌

色は淡紅色で、深紅色でも紫がかった色でもありません。また舌には溝や地図のような模様はありません。舌の表面には白っぽい苔や黒っぽい苔は生えていません。

●トラブルのある舌

舌が白っぽく、ぽっちゃりした状態は、エネルギー不足（気虚）で全身が弱っていてさまざまな病気にかかりやすくなります。

舌苔がはがれやすくボロボロのときは、食べ過ぎや飲み過ぎなどで消化器系に負担がかかっている状態です。

舌が紫色をしていたり紫の斑点がある場合は、血行不良を示しているといえます。

ひび割れているような舌は、栄養や水分不足の可能性があります。

舌尖（舌の先）に赤い斑点やブツブツがあれば、感染症や精神面の不調が関係していることがあります。

舌が腫れていたり歯形が付いていたりすると、体力が落ちて余分な水分が身体にたまっている状態です。

●低位舌

問題になるのは低位舌といって、低位舌になると舌の縁がガタガタで白っぽくなっています。

舌は長さ5㎝以上はある重い筋肉の塊です。安静時に上顎に接している舌が筋力の低下によって舌の重みを支えきれなくなると、舌が下がり落ちて、下の歯の歯形が舌の縁についてガタガタに見えます。また舌が上顎に接していないため、汚れが残って白っぽく見えます。

低位舌になると、気管が圧迫され狭くなり苦しくなって、睡眠時無呼吸症候群や口呼吸、二重顎になりやすく、誤嚥性肺炎のリスクも高まります。

また合わない入れ歯が、低位舌や唾液の少ないドライマウスの原因になっている場合があります。必ず歯科医に相談をしましょう。

口は歯、粘膜、筋肉、神経、唾液腺など、さまざまな組織や器官の集合体です。体調の変化が真っ先に現れやすい部位です。健康なら特に問題にはならない口の中も、体調のバランスが崩れると突然、常在菌のバランスが崩れ、口内炎ができたり口が渇きやすくなったり口臭までも強くなることがあります。

舌の観察は自分の健康状態を知るために、最もわかりやすい方法です。

まずは、自分の口の中に関心を持ち、鏡で舌を見てみましょう。

舌は朝や夜、食事の前後などで状態が変わりやすいものです。不十分な照明では舌や舌苔の色が異なって見えます。コーヒーやオレンジジュースなど色の濃い飲食物や着色料を含む飲食物をとった後は、舌苔が飲食物に染まって判断を誤ることになります。観察するポイントは、できるだけ同じ時間帯で、十分な明るさのある同じ場所で見ると、相対的な比較がより正確にできます。

舌を制すると自身の健康管理につながるのです。

舌の状態と体調

舌自体の4つの部位を診る

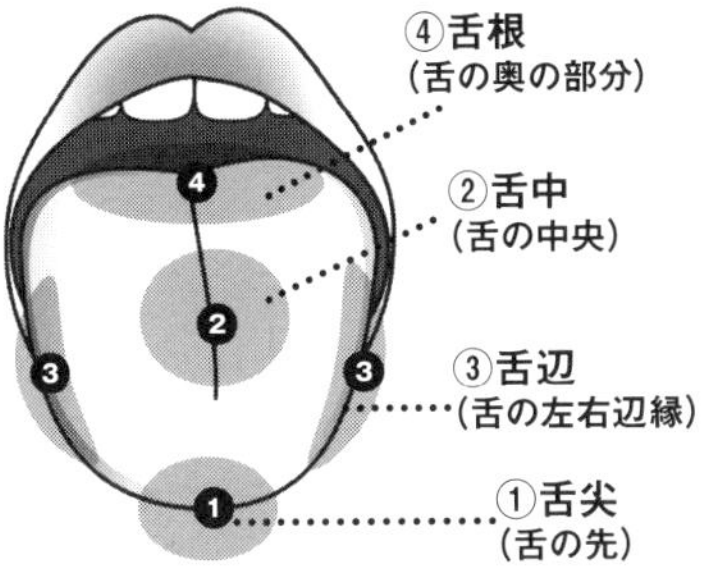
④舌根
(舌の奥の部分)
②舌中
(舌の中央)
③舌辺
(舌の左右辺縁)
①舌尖
(舌の先)

舌色：舌体の色

淡紅舌：正常な舌
淡白舌：正常な血色より白っぽい色のもの
紅　舌：正常な血色より赤い
紫　舌：紫色のもの、青紫、赤紫、
淡紫、暗紫など

苔色：苔質

舌苔の色や厚さ、粘稠度苔、剥落の有無などを診る。

白苔：苔が白色
黄苔：苔が黄色
黒苔：苔が黒色

薄苔：苔の厚さが薄く、舌体が透けて見ることができるもの
厚苔：苔が厚く、舌体が透けて見えないもの
膩《じ》苔《たい》：苔が油を帯びたように、べったりとしているもの
地図苔：苔の剥落が部分的で、世界地図のように見えるもの

舌形：舌の性状

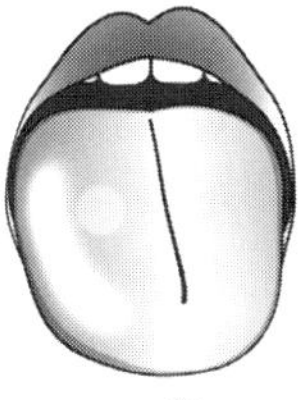

胖大

舌が口の幅ほど大きく、ぼってりとしている。

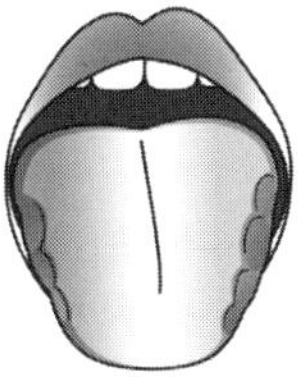

歯痕

ふちに歯の痕が波状に残っている。

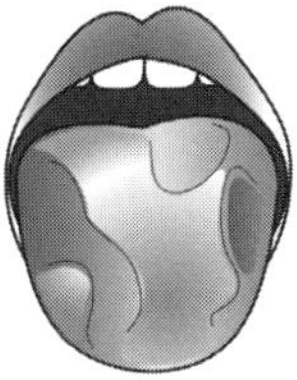

裂紋

舌の中央に亀裂(溝)がある。

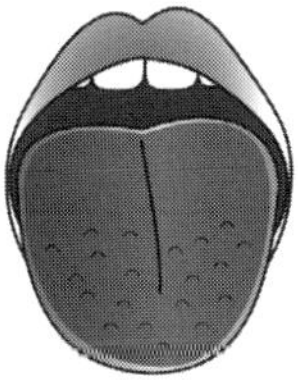

点刺

表面に現れる突起。紅色が多いが、黒色、白色もある。

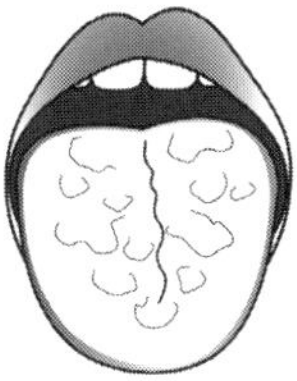

舌苔

舌体の表面に見える苔状のもの。色や厚さなどを診る。

臨床報告

舌診と白血球分画の関係

日本自律神経病研究会にて報告（2015.5.17）　永野剛造

西洋医学と東洋医学の違いは「肉体の健康を守る仕組み」を自律神経系で見るのか、気＝エネルギーで見るのかの違いにあると考えています。「気の働き」と自律神経の機能はほぼ同様という前提から、東洋医学と西洋医学の融合を求めて、患者さんの白血球分画データと舌診の関係を調べてみました。

対象は当院患者47名（男性28名女性29名、15～84歳まで、平均48・2±16・9歳）、5つの疾患（脱毛症、アトピー性皮膚炎、うつ病、関節リウマチなど疼痛疾患、がん）で病期は無作為に検査を行いました。

採血と同時に舌を当院内の定位置にて撮影し診断しました。専門家に舌の写真を送り、舌の「虚実」「寒熱」および証型分類を依頼しました（高橋楊子氏の『「実用」舌診マップシート』参照／東洋学術出版社）。

東洋医学での「証」は、西洋医学での「症状」という概念だけでなく、患者さんの体質であり固有の病態の特徴のことです。東洋医学の基本概念には「虚実」「寒熱」「陰陽」「気血水」があります。虚実：体力がなく低下している状態を「虚」、病気に対する抵抗力・反応力が充実している状態を「実」。寒熱：身体を暑いと感じるのを「熱」、冷えていると感じるのを「寒」。陰陽：病気が進行し体力がなくなってきて新陳代謝が衰えた状態が「陰」、病気で新陳代謝が亢進している状態を「陽」。気血水：気は生命エネルギー、血は血液、水は血液以外の体液。いずれも心身の健康な状態を維持するのに欠かせないものです。

これらの舌診の結果を白血球の分画データと比較し、関係性を示しました。舌診では44例全体の93・6％が「虚証」を示し、「寒熱」についてはは疾患による特徴がみられました（下表）。結果的に、虚証は本来の生命力が弱まって体の機能が低下した状態＝「虚弱な人が不健康になった状態」、「気の異常」が病気の原因であると示されました。

脱毛患者においては、白血球分画では大きな異常がみられなくても、舌診にて全頭脱毛と多発脱毛の明らかな相違変調がみられることがわかり、東洋医学と西洋医学の融合の必要性を痛感しました。

両者の併用で「気」と「自律神経」両面からのより正確な診断が得られ、有効な治療法の選択が可能になりました。

疾患	人数	弁証	評価
全頭脱毛	8	気虚・虚寒	白血球と顆粒球が多く、リンパ球が少ない
多発脱毛	9	陰虚・虚熱	白血球分画は正常範囲
アトピー性皮膚炎	10	陰虚・虚熱	顆粒球が多いのが特徴
うつ病	6	気虚・虚寒	症例が少ないが、リンパ球は多め
関節リウマチ	5	気虚・虚寒	リンパ球が多め
がん	9	気虚・虚寒	顆粒球が多く交感神経過緊張といえる

（1）44例(全体の93.6％)で虚証を示す結果が得られた。
（2）脱毛症は全頭脱毛と多発脱毛で特徴的な差があるため、6つの疾患（全頭脱毛、多発脱毛、アトピー性皮膚炎、うつ病、関節リウマチなど疼痛性疾患、がん）に患者を分類して、結果を示した。
（3）弁証の評価は疾患別に例数の多いものを取り上げた。

05

唾液のpHでわかる自然治癒力

小峰一雄

口の中で、重要な働きをしているのは唾液です。唾液は副交感神経優位の状態で分泌されますが、年齢、ストレス、疲労状態、病気によって分泌量は変化します。高齢になったから分泌量が減るのではありません。高血圧やコレステロールを下げる薬剤を服用し交感神経緊張状態になるので、唾液の分泌量が少なくなります。細菌の増殖を抑え、免疫グロブリンや抗菌酵素を豊富に含み、感染を防御し口腔粘膜を保護している唾液の分泌が減ってしまうと、当然、免疫力も低下します。

私が、初診の患者さんに必ず行っているのが唾液のpH（水素イオン指数）です。

検査をするようになったきっかけは歯の色でした。歯に着色しやすい人とそうでない人の違いはどこにあるのかと疑問を持ったからです。ドイツの論文では、酸性体質の人は、唾液が酸性のため唾液で歯の表面が溶け、ザラザラになるので色素が付着しやすいとありました。

実際にがん患者さんをはじめ、うつ病、慢性疲労、糖尿病などの症状がある人の唾液を測定してみましたが、ほとんどが酸性でした。

唾液のpHの測定によって自然治癒力がわかります。pHには0～14まであり、7.0が中性、それより低いと酸性、高いとアルカリ性になります。

一般的に唾液は、6.8～7.2くらいの値を行ったり来たりしています。食後一時間くらいは、食べ物によって酸性に傾き、次第に弱アルカリ性の唾液が働き、中性へと戻っていきます。

これは、唾液中の炭酸塩やリン酸塩が、口内のpHを中性に一定に維持しようとする唾液の緩衝作用によるものです。たとえばpH3.4ぐらいのオレンジジュースを飲んでも、身体は通常の10倍以上の唾液を分泌し下がったpHを元に戻します。梅干しを食べたときに、唾液が出てくるのも同じ働きによるものです。

健康な人の場合、唾液のpHはほとんど7.3以上のアルカリ性に傾いていていてアルカリ体質です。そういう人は元気でむし歯も歯周病もありません。ところが、自然治癒力が低下している人の唾液は、6.7以下で酸性に傾いています。がん患者さんの唾液は、ほとんど6.2以下でした。さらに5.1になると、多くの人が、1週間ほどで亡くなります。5.0では24時間、長くとも48時間で亡くなります。

病気治療のための薬の影響がないとはいい切れませんが、症状が重篤な人ほど、pH値が低いのです。とにかく健康でいるためには、唾液のpHをアルカリ性にすることです。身体が酸性に傾くのは食生活が大きく影響しています。食生活を見直しアルカリ性食品をとれば、病気になるリスクを減らせます。日々の食生活の中でアルカリ性食品を食べて酸性食品を控えることは大事です。

酸性食品の代表は砂糖です。炭酸飲料、お菓子、菓子パン、などの白砂糖を大量に使った加工食品を食べると、確実に酸性に傾くのでおすすめできません。

私は20年前の43歳のころから砂糖を一切口にしない生活に切り替えました。体重は今より20㎏も多く85㎏あり、身体の調子は悪くなり始め、常にだるく、疲れやすい、風邪もひきやすく血圧も血糖値の数字もよくありませんでした。食生活を変えただけで、精神的にも不安定で常にボーッとしていた頭がよく回るようになりました。以前は大阪までの新幹線で片道一冊しか読めなかった本が、記憶力と集中力もよくなり三冊は読めるようになりました。

同時に酸性食品である肉もほとんど食べなくなりました。肉を食べた翌日は、朝から身体が疲れていて、魚を食べたときの体調と全く違うことに気づきました。基本的には野菜、果物以外の酸性食品は控えるのがコツです。なお柑橘系の果物は酸性なので、歯の表面を溶かすこともありますが、体内に入るとアルカリ性に変化するので、たくさん食べても問題ありません。身体をアルカリ性に戻してくれる働きがあるのは、特にりんご、みかん、ぶどう、バナナなどです。

唾液をアルカリ性に戻すと、症状が改善されるばかりでなく、むし歯も自然治癒に向かいやすくなります。

唾液のpHは、市販の検査キットやリトマス試験紙で測るだけで身体の状態がわかります。ただし測定は食べ物の影響を受けないように食後少なくとも30分は開けて食間に行いましょう。

pH と健康

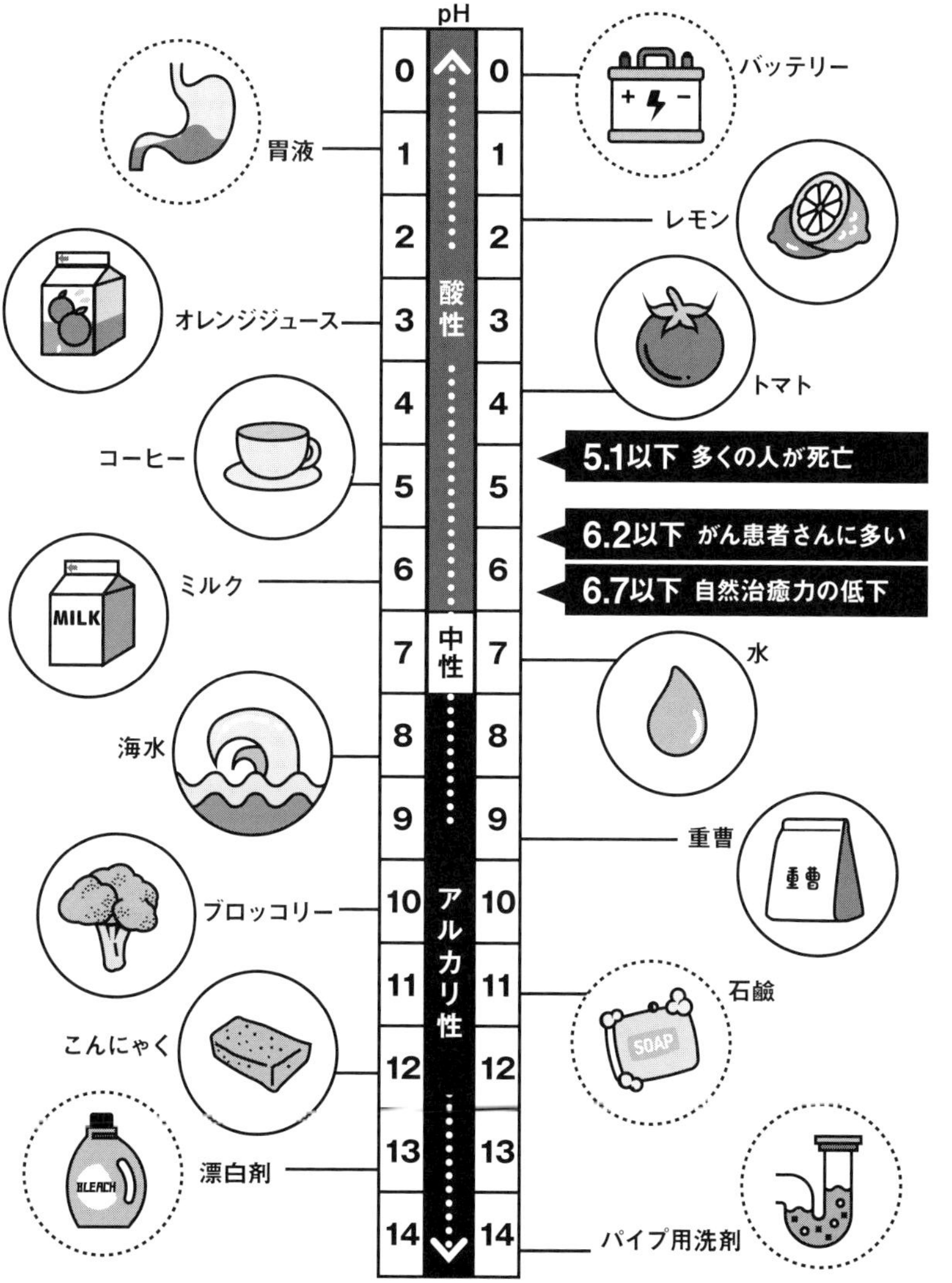

アルカリ性食品：
野菜（ほうれん草、ごぼう、さつまいも、人参、サトイモなど）、果物（メロン、レモンなど）海藻（ひじき、わかめ、昆布など）、きのこ、干し野菜、大豆など
酸性食品：肉類（豚肉、牛肉、鶏肉など）、魚類、卵、砂糖、穀類（米など）

（the pH Scale を改変）

06

白血球分画検査でわかる免疫力

小川　優

自己免疫力がどのくらいあるのかを知りたいときは、採血による白血球分画検査で判断できます。この検査は、骨髄で生成される5種類の白血球（好中球／好酸球／好塩基球、単球、リンパ系組織で生成されるリンパ球）が全体の中でどれくらいの割合（％）になるかを示したものです。通常、この検査は白血球数に異常を認めた場合に、どの種類の白血球が主に増減したかを調べるために行い、病気の発見の糸口となるものです。また、手術の必要性や抗菌薬使用の判断基準として使われます。検査システムが発達した現在では分画検査をしない医療機関もあります。

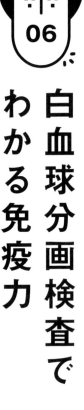

『日本自律神経病研究会』では、顆粒球とリンパ球の割合から免疫力を把握しています。

白血球（ＷＢＣ、White blood cell）は血液中で細菌を殺したり、免疫に役立つ免疫力そのものです。性別や検査機関により基準値に多少の差はありますが、１mm^3＝１μℓあたり3，５００から9，８００個あればよいでしょう。感染症などがない、女性なら生理中でないなどの安定した状態であることが条件です。白血球の総数も大切ですが、白血球中の細胞の種類や数が大きな意味を持ちます。その比率は、白血球像あるいは血液像、白血球分画欄に、パーセント（%）で示されています。

当研究会の基準とする指標は顆粒球とリンパ球です。

顆粒球は細胞内に殺菌作用がある成分を含んでいる顆粒を持ち、好中球、好酸球、好塩基球の三種類をいいます。

好中球（neutrophil）は細菌感染があると増加し、細菌（バクテリア）や真菌（カビ）などの菌を直接攻撃し、食べて破壊します。抗がん剤などによって白血球が低下し、500／μℓ未満になると感染を起こしやすくなります。さらに、敗血症（細菌が血液に乗って全身に広がり免疫力が低下し重い症状になる）などの重篤な病気になる可能性があります。発熱があった場合はすぐに血液培養検査用の採血をして、抗生物質の点滴投与をしなければなりません。

好酸球（eosinophil）はアレルギー反応にかかわり、花粉症や喘息やアトピー性皮膚炎などのアレルギー性疾患で増加します。

好塩基球（basophil）は免疫系に関係するといわれますが、はっきりとした存在意義は不明です。

単球（monocyte）は細胞の核が1つしかないのでこの名称がついたのでしょう。単球は細菌などを貪るように食べて（異物の処理）、その情報をリンパ球に教える働きを持っています（抗原提示機能）。細胞間の相互作用にかかわる各種サイトカイン（生理活性物質）の産生などの役割を果たし、数が増加するにつれて病気は治癒に向かい始めていきます。

リンパ球（lymphocyte）は免疫を担当する賢い細胞たちです。大まかにTリンパ球とBリンパ球に分かれますが、区別して考える必要はありません。Tリンパ球は、主にウイルスが感染した細胞を、免疫細胞そのものが直接攻撃します（細胞性免疫）。一つひとつのTリンパ球は一種類の敵（たとえばインフルエンザなど）を認識します。敵（抗原）を認識し情報を伝達しながら仲間と連携し直接に敵と戦います。Bリンパ球は武器（抗体：グロブリン）を産生し体液中に放出します（体液性免疫）。風疹に対する武器、おたふく風邪に対する武器など、一つひとつのBリンパ球は一種類の武器をつくり攻撃します（抗原抗体反応）。また、リンパ球の仲間のNK（ナチュラルキラー）細胞は、がん細胞を認識するやいなや攻撃します（自然免疫）。

リンパ球は無作為に直接細菌やウイルスを攻撃する好中球に比べて、特異性が極めて高いのです（NK細胞を除く）。一度攻撃した敵を記憶し、二度目は素早く対処する、免疫学的な記憶は長期間続きます。麻疹に一度かかると終生免疫ができるのもこの獲得免疫のおかげです。

ひとつだけ覚えておいて欲しいのは、自律神経のバランスが保たれている健康な人の白血球のバランスは「リンパ球35～41％の間」にあります。交感神経優位の人は、リンパ球35％未満、副交感神経優位の人はリンパ球41％以上です。血液の新陳代謝は三カ月ほどで変わるので三カ月に一度、白血球分画検査を行うと、自分の今の免疫力がわかります。なお、病院に白血球分画検査を依頼するときは「免疫力を知りたいので」と、一言付け加えるとスムーズに検査してくれるでしょう。

白血球分画検査の見方

（基準値内 M は男性、F は女性）

	検査項目		検査結果	基準範囲	単位
①	白血球数		WBC 5,300	M 3,900 ～ 9,800 F 3,500 ～ 9,100	/μℓ
	赤血球数		RBC 473	M 427 ～ 570 F 376 ～ 500	10^4/μℓ
	ヘモグロビン		Hb 14.0	M 13.5 ～ 17.6 F 11.3 ～ 15.2	g/dl
	ヘマトクリット		Ht 41.2	M 39.8 ～ 51.8 F 33.4 ～ 44.9	%
	平均赤血球容積		MCV	M 82.7 ～ 101.6 F 79.0 ～ 100.0	fL
	平均赤血球ヘマトクリット量		MCH	M 28.0 ～ 34.6 F 26.3 ～ 34.3	pg
	平均赤血球ヘマトクリット濃度		MCHC	M 31.6 ～ 36.6 F 30.7 ～ 36.6	%
	血小板数		PLT 29.3	M 13.1 ～ 36.2 F 13.0 ～ 36.9	10^3/μℓ
	網状赤血球数		RET	M 2 ～ 27 F 2 ～ 26	‰
	末梢血液像	桿状核球	Stab	0～6	%
		分葉核球	Seg	32～73	%
②		好中球	Neut 73.0	40～74	%
③		好酸球	Eosin 1.3	0～6	%
④		好塩基球	Baso 0.2	0～2	%
⑤		単球	Mono 7.3	0～8	%
⑥		リンパ球	Lymp 18.2	18～59	%

参考：一般社団法人日本予防医学協会

健康な人
リンパ球 35 ~ 41%

交感神経優位の人
リンパ球 35%未満

副交感神経優位の人
41%以上

白血球数　①→ 5.3 × 1,000 ＝ 5,300 個 / μℓ
リンパ球の割合　⑥→ 18.2%
リンパ球の数　①×⑥→ 5,300 × 0.182 ＝ 964.6 個 / μℓ
顆粒球の割合　好中球② ＋ 好酸球③ ＋ 好塩基球④→
73 ＋ 1.3 ＋ 0.2 ＝ 74.5%
顆粒球の数　①×(②+③+④)→5,300×0.745=3,948.5個/μℓ
単球の割合　⑤→ 7.3%
単球の数　①×⑤＝ 5,300 × 0.073 ＝ 386.9 個 / μℓ
この検査データから交感神経緊張状態にあることがわかる。

07

がんを招く高血糖、低酸素、低体温

永野剛造

私たち人間は進化の過程で、細胞の中にミトコンドリアを寄生させ共存共栄を図ってきました。そのため体は「解糖系」と「ミトコンドリア系」、二つのエネルギー生成システムを兼ね備えています。解糖系は細胞質の中で酸素を使わず、ブドウ糖（糖質）を分解して瞬発力を産み出すエネルギー代謝です。短時間でＡＴＰ（アデノシン三リン酸）というエネルギーをつくりますが代謝効率があまりよくなく、ＡＴＰは２分子、ブドウ糖の一部が分解の途中で乳酸に変化します。

ミトコンドリア系は、細胞の中のミトコンドリアが酸素をとり入れて持久力を産み出すエネルギー代謝です。高い体温（深部体温37度以上）が必要で、時間をかけて効率よくＡＴＰ36分子をつくります。

解糖系はミトコンドリア系がつくるエネルギーをもらい、ミトコンドリア系は解糖系から乳酸をもらう関係にあり、身体は二つの生成システムを必要に応じて使い分けています。

日々体内では、がん細胞が５，０００個ほど生まれていますが、健康な人は、がん細胞が増えないように免疫力が働いて処理をしています。がんになる人とならない人の違いは、がん細胞が分裂、増殖しやすい体内環境にあるかどうかです。

がん細胞が利用しているのは、ブドウ糖（糖質）を分解してエネルギーをつくる解糖系です。がん細胞の分裂・増殖は、正常細胞に比べてとにかく速く、3～8倍のブドウ糖をとり入れて増えていきます。ちなみにこの性質を利用した検査が、PET検査（陽電子放射断層撮影：Positron Emission Tomography）です。外から身体にブドウ糖に似た物質（FDG）を入れて、がん細胞を発見します。

食べ物への依存が高く体内が高血糖の状態は、がん細胞にとって都合のよい環境になります。

がん細胞は、身体のすべての部位に発生するわけではありません。赤血球を除いてすべての細胞にはミトコンドリアが寄生しています。ミトコンドリアは細胞分裂を抑制する遺伝子を持っているのでミトコンドリアが多い細胞ではがん細胞は増殖できません。それゆえ、がん細胞はミトコンドリアの少ない細胞、皮膚の上皮、腸の上皮、骨髄細胞、男性の精子といった低体温で酸素を使わず解糖系のエネルギーを使って分裂する場所で多く発生します。

解糖系は乳酸を生成します。乳酸が増え過ぎると、乳酸を処理するミトコンドリア系の負担が増え活性酸素も増えて老化がすすみます。乳酸が溜まると、細胞および組織は酸性に傾き、いわゆる酸性体質になります。低体温で酸性の環境では、免疫力を担う白血球そのものが機能低下を起こし働けなくなっています。これこそが、がん細胞が増殖していく策略なのです。そしてがん細胞の中のミトコンドリアを働かないようにします。

ミトコンドリアは、もともと酸素を活用してエネルギーをつくるので、活性酸素の害から自分自身を守るために、エネルギー代謝が悪化すると、自分自身がいる細胞を死に誘導する因子を放出し、アポトーシス（細胞の自殺）させたり、傷ついたり変形したりしたミトコンドリアだけを選んで分解・除去するマイトファジー（自浄作用）という高度な仕組みを持っています。そのためミトコンドリアが働くと、がん細胞は死滅することになるのです。

細胞の生死を決めるカギを握っているのがミトコンドリアなのです。

来院されるがん患者さんを分析してみると共通する特徴があります。

顔色が悪く、呼吸が浅い。舌診では気虚・虚寒というエネルギーが低く身体に冷えがある状態です。当院独自のエネルギー測定でもエネルギーレベルは１（病気）と低いのです。血液検査で共通しているのは、顆粒球が多くリンパ球が非常に低い交感神経緊張の人がほとんどです。「冷えがあり、リンパ球が少ない、酸素が少ない」という状態では免疫力は働きにくく、がん細胞に適した解糖系でエネルギーを生成せざるを得ない環境になっています。がんの患者さんでも、まれに副交感神経優位の人がいますが、リンパ球が多い人は免疫力が高いのですから、治しやすい人です。

がん細胞にエネルギーを与えないようにするには解糖系を働かさないようにすることです。

二つのエネルギー生成

ミトコンドリア系	解糖系
・エネルギー生成は遅く効率がよい ・細胞分裂しにくい ・有酸素で高い体温が必要	・エネルギー生成が速く効率は悪い ・細胞分裂しやすい ・無酸素で糖質からエネルギー生成を行う

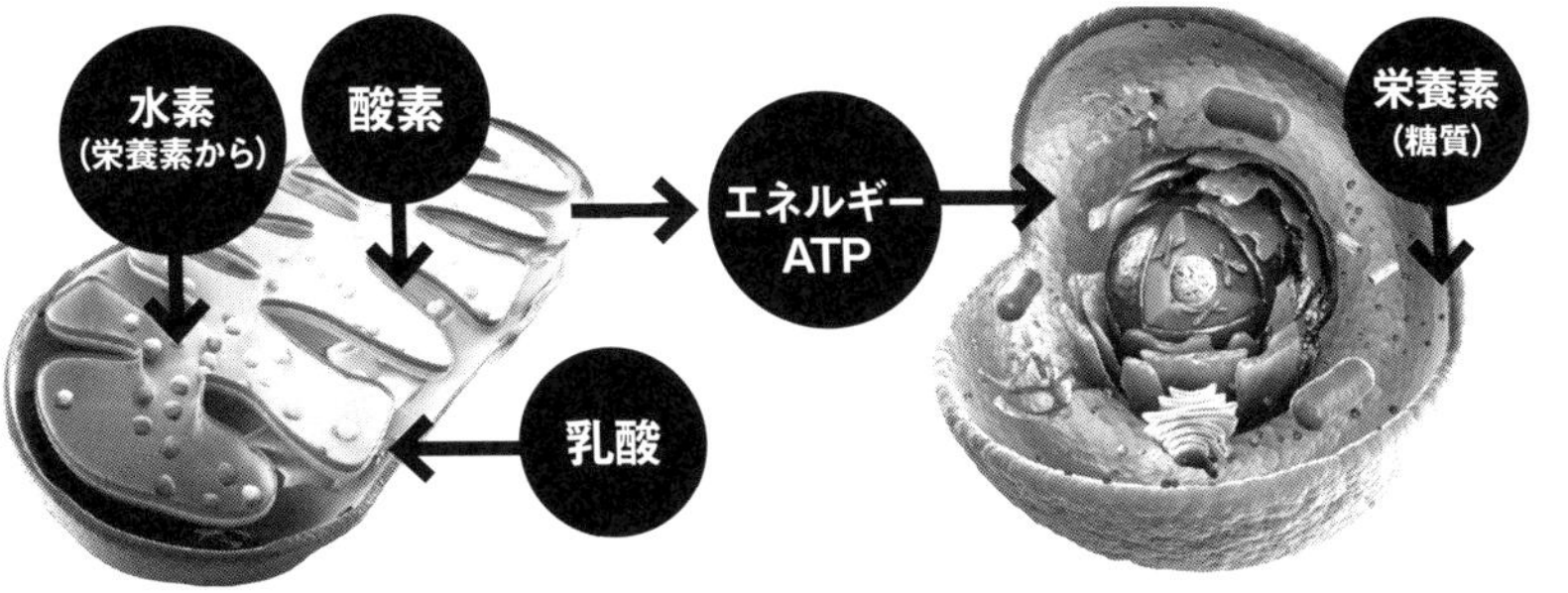

ミトコンドリア系		解糖系
ミトコンドリア	部位	細胞質
必要	酸素	不要
必要	糖	より必要
高体温（深部37℃以上）	体温	低体温（32～33℃）
持続力に使われる	特徴	瞬発力と分裂に使われる
×1	生成の速さ	×100
36分子（効率よい）	ATP/1グルコース	2分子
赤筋、心筋、ニューロン、卵子、一般の細胞	利用する細胞	心筋、精子、再生上皮細胞、骨髄細胞、がん細胞

食生活では炭水化物や砂糖などを制限することです。そして、身体をできるだけ温めること。体温を上げてミトコンドリアが活躍しやすい状況にする、深呼吸をして酸素をとり入れることです。

たとえ、がんになってもがん細胞を死滅させやすい環境に変えることはできるのです。がん＝死と結びつけて考える時代は終わっています。

詳細解説

エネルギー測定と免疫力を高めるエネルギー治療

永野剛造

エネルギー（気）と歯科とは関係ないといわれてしまいそうですが、エネルギーと自律神経は切ってもきれない関係にあります。そこで当院の治療を簡単に紹介します。当院では、患者さんのエネルギーを独自の方法で測定し、高める治療をします。エネルギー測定は、日本では数台しかないアキュプロVという波動測定器（磁気共鳴分析器）を使っています。金属プレートの上に、患者さんに手を置いてもらい、必要なコードを音の変化によって耳から聞き取ります。経験を積んだ今、一分ほどでエネルギーの状態を測定できます。

エネルギーには6段階あり、レベル1は病人、2はいつ病気になってもおかしくない未病の人、3はエネルギーは悪いのですが平均的な普通の人。4は元気な人、5はとても元気な人、元気な子ども、6は、スポーツ選手のレベルです。治療ではエネルギーを5のレベルまで上げることに主眼を置いています。

人間の身体には、肉体の部分とそれを取り囲むエネルギー体（いわゆるオーラ＝気）があります。エネルギー体のトラブルによる「病気」と身体のトラブルによる「病体」があります。多くの場合、病気の状態が続いて病体になります。

そこで両方の面から治療を考え波動療法、頭皮針療法、交流磁気療法、熱刺激療法などを取り入れています。

エネルギー(気)と体の関係

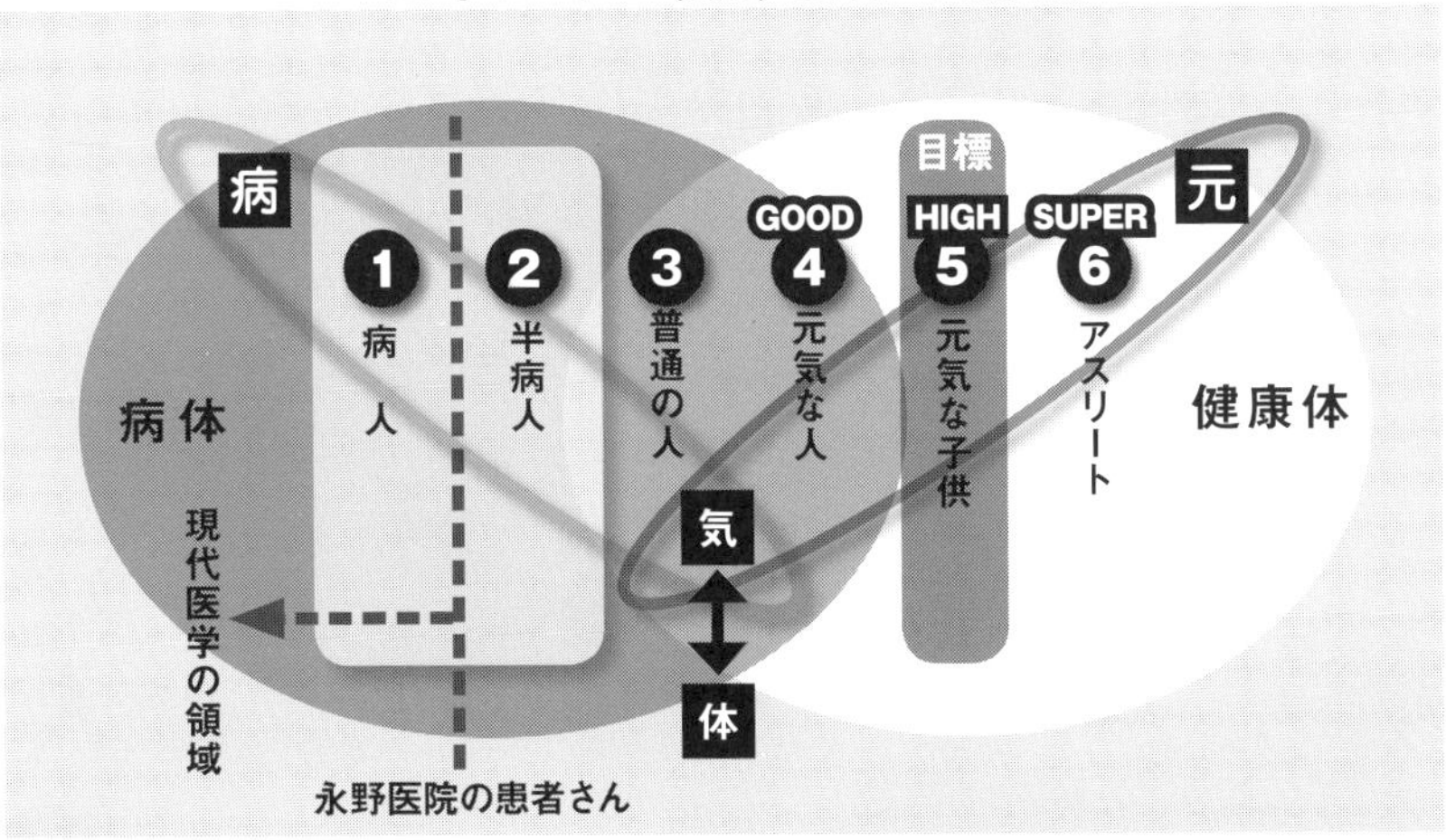

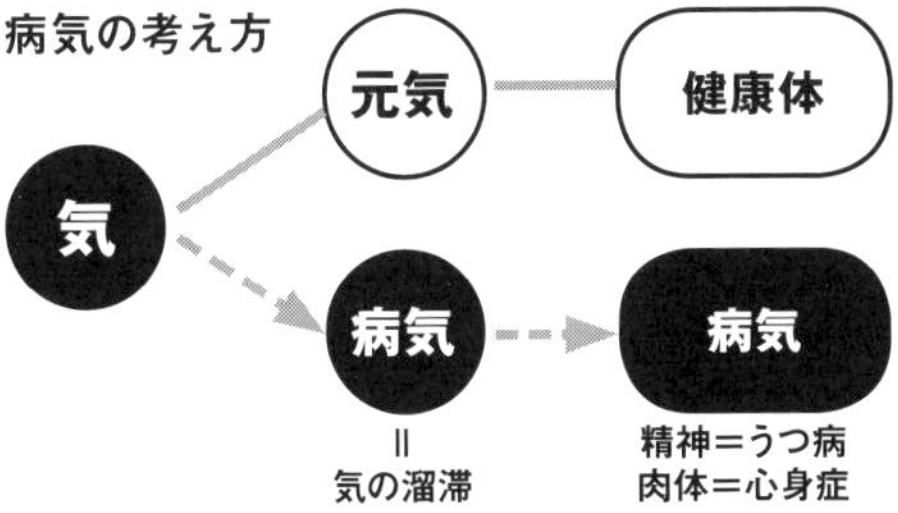

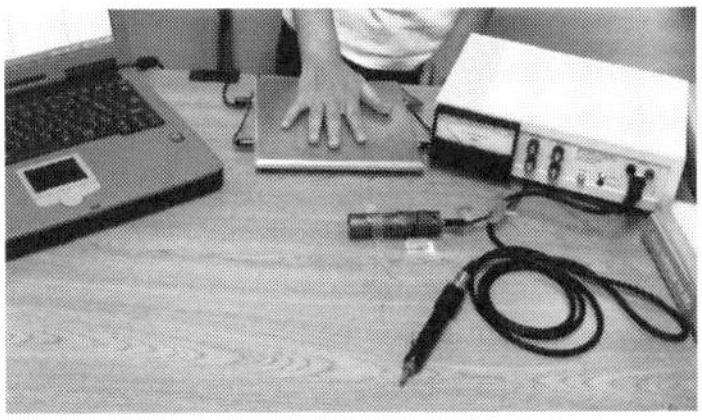
永野式エネルギー医学＝波動療法
エネルギー測定器:アキュプロ-V

波動療法はエネルギー体の歪み、漏れ、エネルギーの補充、鋳型の修正など、エネルギー体の修復を行います。

交流磁気療法は磁気の特性を利用して、身体の中にエネルギーを湧き出させる療法です。くり返し使用して身体を調整していきます。肉体を刺激しますが、エネルギー空間からエネルギーを引き出す治療です（交流磁気治療器には電磁波対策済）。

患者さんのエネルギーを高めて効果があるのかと疑われるかもしれませんが、イボがとれたり、髪の毛が生えることから効果がわかり、白血球分画データにも変化が現れます。

08

がんの原因になるボーンキャビティ

小峰一雄

歯を削り、むし歯が進行してしまうと、根の先に膿がたまったり、歯周病がすすんで、最終的には歯を抜かざるを得なくなります。抜歯すると歯が生えていた場所に大きな穴が空きますが、本来備わっている自然治癒力のおかげで、次第にその穴は塞がっていきます。

ところが、この穴が塞がらない場合があります。

それは、抜歯したときに歯根膜が残っているケースです。歯の根は、骨に直接付いているのではなく、歯根膜という繊維によって歯槽骨と接合しています。歯根膜が残っていると、歯槽骨は歯がまだ残っていると勘違いし、穴を塞ぐのをやめるので骨の再生ができません。

この穴をキャビティと呼びます。キャビティの中には毒性のものがあります。しかし、身体はこの穴にある細菌やウイルスが患部から外に流出するのを防ぐ硬い骨のバリア「硬化性骨縁」をつくり防御します。それによって、この部分は非常に血流が悪く血液循環も限られるため、毒素が体内へ侵入するには時間がかかります。

歯根膜繊維は吸収されにくいので抜歯後、長期に残存することにより血流障害を起こし、健全な骨の再生ができなくなります。そして口の中の細菌やウイルスに感染した歯根膜をそのまま包み込み穴が空いたまま腐骨になってしまうので細菌の温床になります。これらが血液中に入り、全身のさまざまな病気を引き起こしてしまうのです。病気の原因になるこの部分が、結合組織で包まれてしまうため白血球が到達しにくく、なかなか殺菌できず、身体への影響は計り知れません。

増殖した細菌が血液から全身に回ると、菌血症になり心筋梗塞や脳梗塞、がん、認知症などにつながる可能性があります。歯を抜いた人が治療後三日間は献血をできないのは、血液の中に細菌が潜んでいる恐れがあるからです。

菌血症では基本的に重篤な症状を発症することはありません。それは身体の免疫力が働き、細菌を除去するからです。しかし体力が落ち、免疫力が低下している高齢者や子どもの場合は、些細な数の細菌の侵入でも重篤な症状、生命にかかわる病気を発症することがあります。症状としては、38℃以上の発熱や鼻水で一般的な風邪と診断されることがあるので、菌血症は検査によって診断できます。菌血症でみられる細菌は80％が「肺炎球菌」、20％が「インフルエンザ菌」の二つです。どちらの細菌も口の中に存在するとても身近なものです。

肺炎球菌は肺炎の原因になる細菌で、髄膜炎や中耳炎、副鼻腔炎を招くこともあり、免疫力が下がっているとさまざまな症状を引き起こします。インフルエンザ菌は全身に拡散し、特に子どもの場合は抵抗力が弱いため、重症化しやすい傾向があります。突然死をした人で菌血症が原因の場合も多いといわれています。

ほとんどの場合、最初に歯の治療をした日から数カ月後、数年後とかなり経過してから症状が出るので、病気の原因としてなかなか理解されにくい側面も持ち合わせています。

ボーンキャビティ（腐骨）は全身疾患と非常に強い関連があります。心疾患（心筋梗塞、高血圧、不整脈、心内膜炎など）、アレルギー性疾患、慢性関節リウマチ、腎臓疾患（腎炎など）、自己免疫疾患（多発性硬化症、ルー・ゲーリック病など）、眼疾患（ブドウ膜炎など）、喘息などの病気と関連しています。

ですから、ボーンキャビティをそのままにしておくと、増殖した細菌を攻撃するために白血球中の顆粒球が大量に増多します。顆粒球とリンパ球は片方が増えると片方が減るという拮抗関係にあるので、顆粒球が増えるとリンパ球が減り、その仲間のがん細胞を攻撃するＮＫ細胞も減り、その結果、がん細胞が増殖してしまうことになりかねません。

きちんとボーンキャビティを処置しなければなりません。ボーンキャビテーション（腐骨除去）は、歯の感染があごの骨にまで到達してできた空洞や、感染した部分を取り除く処置です。抜歯の際に、歯根の周囲の繊維（歯根膜）をドリルバーで１㎜ほど除去しないと、繊維は吸収されにくい性質のため、血流障害を起こし腐骨をつくります。

ボーンキャビテーション

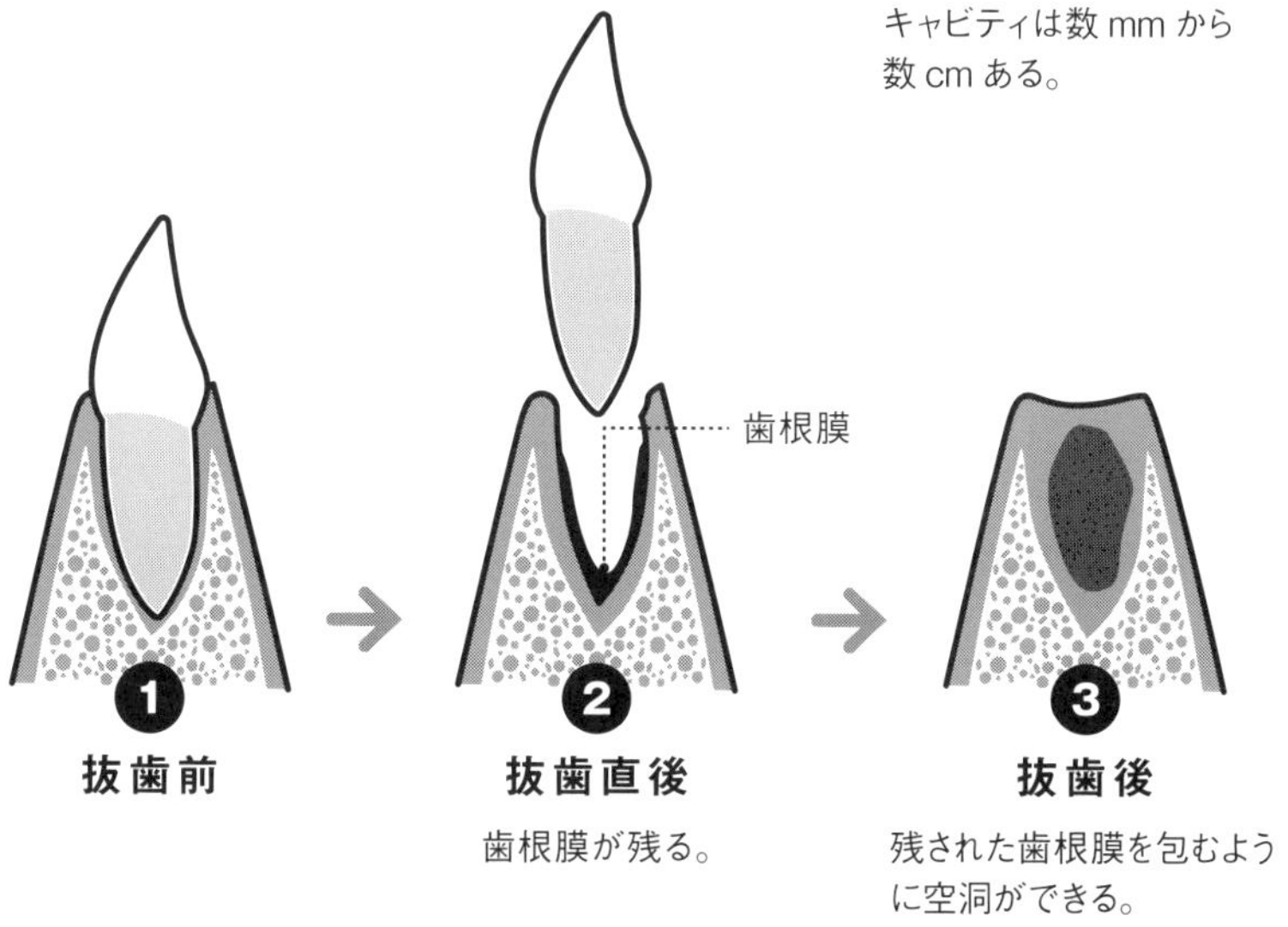
キャビティは数mmから数cmある。
歯根膜
1 抜歯前
2 抜歯直後
歯根膜が残る。
3 抜歯後
残された歯根膜を包むように空洞ができる。

腐骨除去を行うことで、内科的な症状が消失する症例は珍しくありません。実際、あるがん患者さんにボーンキャビテーション治療をしたところ、がんが完治したと報告もあり、がんとボーンキャビテーションの関係は無関係ではないとみられています。

私自身は、抜歯や抜髄を行っていませんが、抜歯後には、ボーンキャビティが多く見受けられるようです。

１９６６年のアメリカでの調査では、抜歯された６９１例のうち77％にボーンキャビティの存在もしくは不完全な治療があり、親知らずでは３５４例中約88％にボーンキャビティが存在していたと報告があります。見つけるのは難しいですが、体調不良の場合は、治療をするのもひとつの方法です。

09

舌がん、頸部がんから自律神経病治療で生還

小川　優

歯科・口腔外科の専門医である私が、口腔疾患の難病、舌がんになったのは1999年（43歳）のことでした。当時大学病院に勤務していた私は西洋医学の考え方は正しいと確信し、一日も早く手術、放射線、抗がん剤による三大療法を受けるしかないと、ためらうことなく手術を受けました。しかし、完璧だと思った手術から一年後、がんがリンパ節にまで転移し頸部がんとなり二度目の手術を受けました。頸部郭清手術による左顎下リンパ節の切除によって左半身の神経に影響を及ぼし、最悪な場合左腕は使えなくなるかもしれません。最小限の範囲内での切除を選び、放射線治療と化学療法を続けていました。

そういう状況のなか、恩師が「こんなことを続けていたら三大療法に殺されるぞ」と紹介してくださったのが、福田稔先生と安保徹先生でした。安保先生からは「免疫力を支配しているのは自律神経であり、無理し過ぎず楽し過ぎず生き方を変えること」。福田先生からは「交感神経が緊張し血行が阻害されている場合は、体のどこかに起こった炎症により皮膚が赤くなり、副交感神経が強

すぎて静脈に鬱血が起こっている部分は青黒くなる」という血行障害の部位の治療法を学びました。

血液検査の結果から、低タンパク状態やビタミンB群の不足を改善する分子整合栄養医学療法を取り入れ、その日から免疫力を上げるための「生き方改革」が始まりました。

①爪もみを毎日続ける②食生活は栄養のバランスを考え、毎日3食食べてアルコールを控える（アルコールの分解過程で糖質が活性酸素を発生するため）③冷えは免疫力を下げるので常に温める。運動を習慣にし、散歩とラジオ体操で平熱を上げる④入浴はしっかり湯船に浸かる⑤口笛を吹く⑥一口30回噛んで食べる。①④⑤はまとめて、お風呂の中で好きな歌を口笛を吹きながら爪もみをすることが日課になりました。

放射線治療によりダメージを受けて大きな唾液腺が機能しなくなり口内が乾燥し、食事の際には人工唾液が必要でした。唾液は副交感神経優位で分泌されるので、爪もみにより副交感神経を優位にしておくと、機能の衰えた大唾液腺の働きに代わって小唾液腺が唾液の分泌を助けてくれるようになりました。また口笛を吹くには、口に空気を溜め込み頬を緊張させる必要性があります。そのため顔面や口腔内の筋肉の血流を促す効果があり、手術でメスを入れた筋肉のリハビリになりました。口笛には「f分の1」の揺らぎがあり、心と右脳を活性化し最高の揺らぎで自分が優しくなれます。

毎日、口笛を吹きながら爪もみを続けていたところ、唾液の分泌がかなり改善し、健康時に近い状態にまで唾液が出るようになりました。唾液中のアミラーゼの糖質分解酵素、リパーゼの脂質質分解酵素、ペルオキシターゼの活性酸素除去酵素の働きを期待し、とにかく食事では一口30回噛むように心がけました。

現在では、水泳や自転車を楽しめるようになりました。がんの再発や後遺症もなく、元気に仕事に励めるようになりました。白血球分画は好中球56％、リンパ球34％と理想的な数値になりました。私は、西洋医学の外科手術、化学療法、放射線治療を否定するつもりはありません。しかし三大治療はいずれにしろ、交感神経を緊張させて、顆粒球による活性酸素の増加させてしまいます。治療には、副交感神経を優位にし免疫力を上げるケアは必要だと思っています。

私の場合、特に辛かった治療は放射線治療です。顎と歯はボロボロ、唾液腺障害や味覚麻痺、頸椎に放射線が照射されたことで放射線脊髄症にもなりました。脊髄の神経の変性や壊死などの損傷を受けた部位は、なかなか元には戻りません。しかし、後遺症があってもめげてはいません。筋肉と神経は一対なので神経ビタミンB群を服用し、食事は筋肉をつけるためのタンパク質、腸管免疫を上げるために野菜をたっぷりとるよう心がけています。

身体の持つ無限の可能性を信じ、生かされていることに感謝し、患者さんに寄り添える歯科医師として、自律神経病治療法の啓蒙・普及に取り組んでいます。

今後も、大学の講義や講演会などで私の学んだ体験を示したいと思っています。

舌がん

●舌がんとは

男性に多い舌にできるがん。口腔がんの一つ。口腔がんは、舌や歯茎、上顎、頬の粘膜などにできるがん（舌根部分にできたがんは中咽頭がん）。その多くは、扁平上皮細胞という舌の表面を覆う細胞から発生する。腫瘍が大きくなるにつれて、がん細胞は舌の組織の深い部位にまで広がっていく。がんは舌の両脇の部分にできることが多く、舌の先端や表面の中央部分ではあまりみられず、舌の裏側などの見えにくい部位にできることもある。

●自覚症状

舌の硬いしこりやただれ。痛みや出血があるとは限らず、舌の動きに対する違和感や舌のしびれ、舌の粘膜に赤い斑点（紅板症）や白い斑点（白板症）ができたり、口内炎が治りにくいなど。

がんが進行した場合、痛みや出血の持続、口臭が強くなるなど。舌がんを含む口腔がんは、たばこの煙、ニコチン、タールなどの化学物質、冷やし過ぎたビール、熱過ぎるお茶などの熱刺激が加わることで発症しやすい。喫煙と飲酒の両方の習慣がある人では、よりリスクが高まる。

放射線治療後のケア、冷罨法

●放射線照射後の皮膚の状態

日焼けした皮膚と同じように水分が蒸発し、皮膚にかゆみを伴う。表面を覆う角質層の減少、消失が起こり、ドライスキンの乾燥状態になる。その後、皮膚が赤く腫れ萎縮が起こり色素沈着を起こして真っ黒になる。

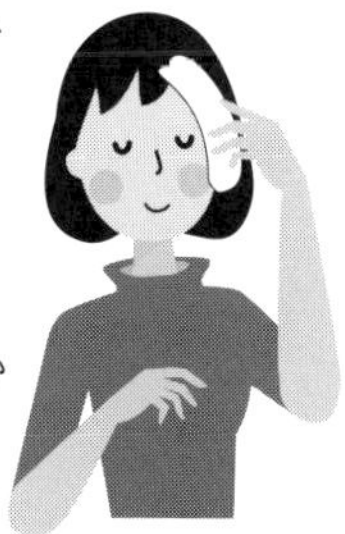

●冷罨法《れいあんほう》

皮膚に火照りやかゆみ、ヒリヒリ感が起こる前にアイスノンを柔らかいタオルで包み、または濡れタオルで冷やすと副作用予防になる。

この方法は、私の皮膚があまりにもきれいなので話題となった。

詳細解説

炭酸ガスレーザーを使った口腔・顎顔面領域の刺激

日本自律神経病研究会にて報告（H30.10.14）　小川　優

私の歯科医院では、炭酸ガスレーザーを使って口腔・顎顔面領域における自律神経を刺激する独自の治療を行っています。

炭酸ガスレーザーは、照射しても深部組織や周辺の正常な皮膚にはダメージを与えないため、メスで切除した場合よりも傷跡が残りにくく、治りが早いのが特徴です。波長１０，０００nmの遠赤外線領域の光を発し、水分に高い吸収を示します。細胞内の水と反応して熱エネルギーが発生し、蒸散、蒸発により浅く刺激できます。照射部位周辺の血管は熱凝固作用で一瞬のうちに固まってしまうので出血はほとんどありません。

口腔・顎顔面領域は、福田・安保理論によって確立された自律神経病の治療点が集中するところでもあります。炭酸ガスレーザーを使っての刺激は、顎顔面領域だけでなく、特に口腔粘膜が湿潤した表面には効果を発揮します。

甲状腺刺激ホルモン（ＴＳＨ）・副腎皮質ホルモン（ＡＣＴＨ）は脳下垂体前葉から分泌されるため、口腔内の上顎、脳下垂体の前葉の発生場所を刺激することも方法の一つです。

こうした自律神経と免疫理論を取り入れた刺激を行っていますが、これは歯科医ならではの治療法と考えています。

舌表面の刺激部位

特に口腔粘膜は湿潤しているため、炭酸ガスレーザーによる刺激が有効。

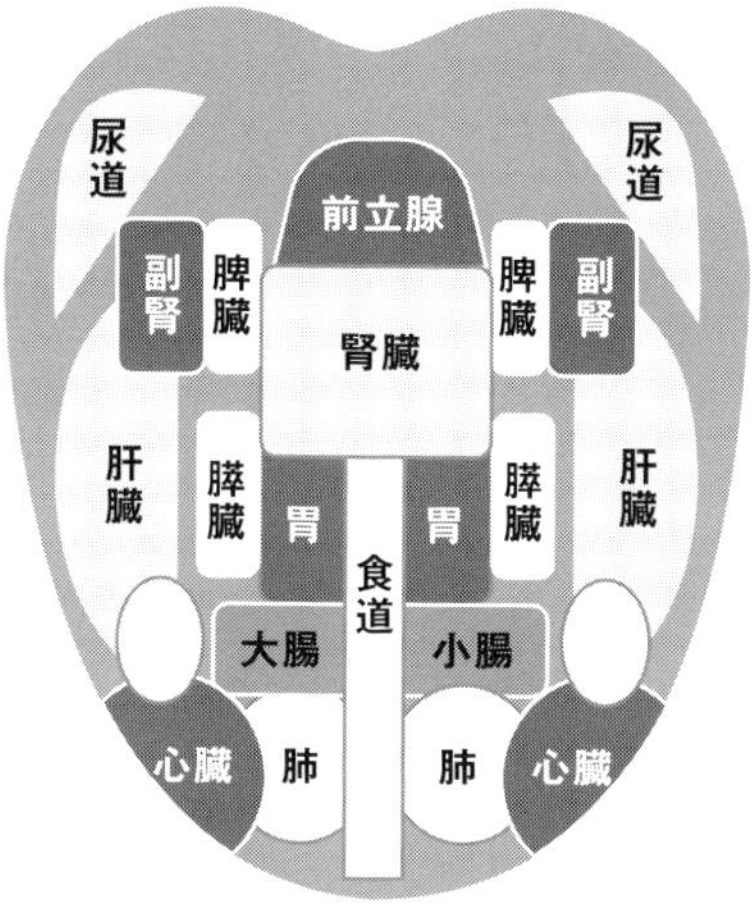

顔面の刺激部位

炭酸ガスレーザーを使用している。

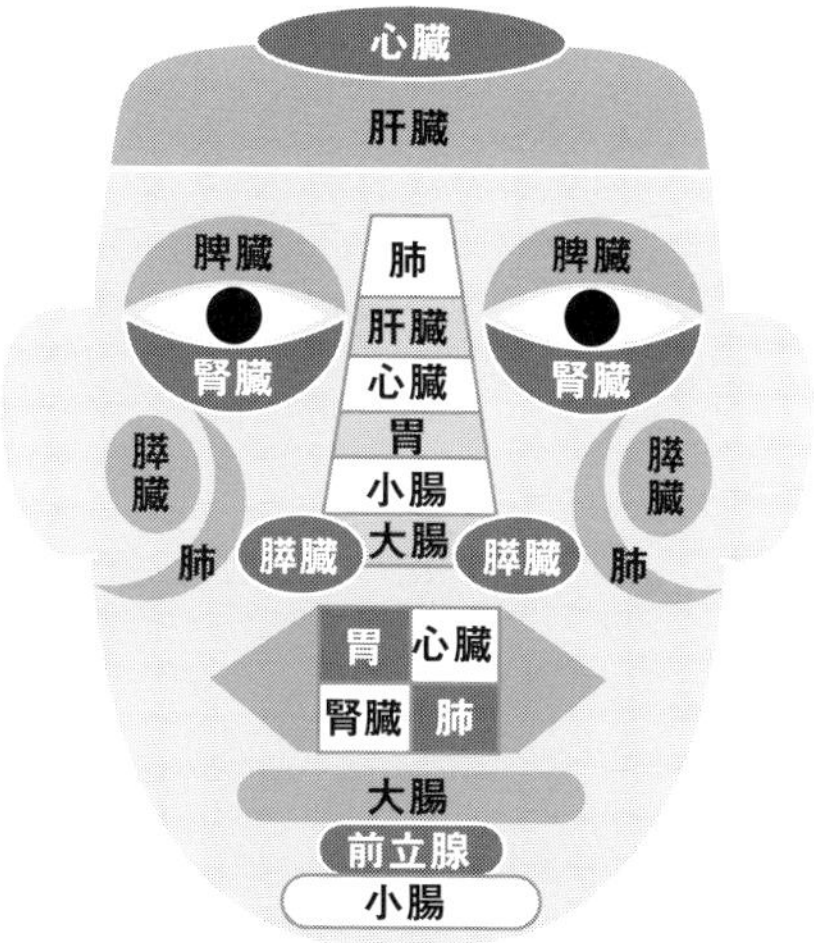

口腔内の自律神経免疫療法 脳下垂体の前葉部

脳下垂体の前葉の発生部位
甲状腺刺激ホルモン（TSH）、副腎皮質ホルモン（ACTH）は下垂体前葉から分泌される。

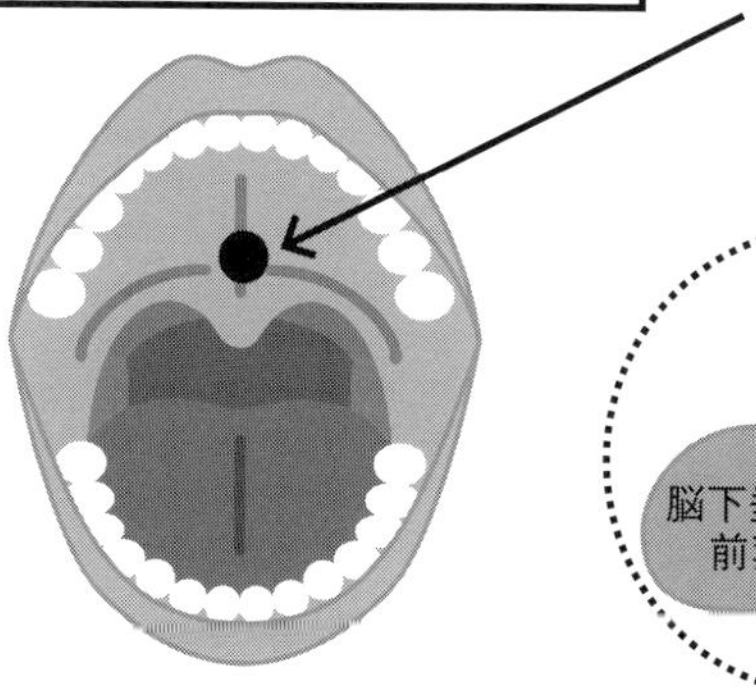

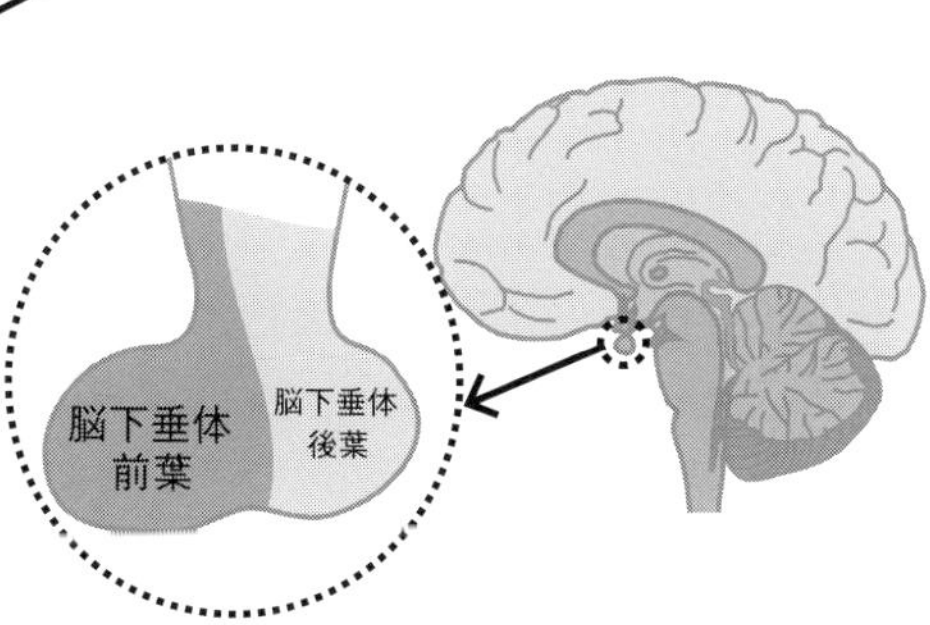

炭酸ガスレーザー

痛みを和らげ、抜歯や削る治療を最小限にできる。殺菌効果による歯周病の治療、歯茎の腫れを抑え、傷の治りを早くするだけでなく、歯そのものをむし歯になりにくくすることも可能。組織への影響も極めて低く抑えられる。

10

身体の不調をもたらす慢性上咽頭炎

永野剛造

私たち人間は、空気を吸って生きている以上、避けられないのが細菌、ウイルス、ホコリなどの気道への侵入です。呼吸による外敵の侵入に対して鼻腔も備えていますが、気道から侵入する敵に備えているもっとも広い空間は、上咽頭です。

上咽頭は鼻腔の後方に位置し、鼻から吸い込んだ空気が合流し、気管に向かって下方に向かい、中咽頭へと続く空気の専用通路です。上咽頭は空気の流れが下向きに変わるところなので、空気が滞留しやすく、鼻から侵入したホコリ、細菌、ウイルスが付着しやすい部位です。

鼻腔や気管と同じように表面は繊毛上皮細胞で覆われ、そこから分泌した粘液と繊毛運動で、外から侵入してきた病原体を胃のほうに押しながしたり、痰として口から排出したりしています。

繊毛上皮にはたくさんのリンパ球が存在し、「面」として門番の役割をしています。

健康な人でも、上咽頭は常にリンパ球が戦闘準備態勢にあり、炎症が起こっている部位です。

しかし、人によってこの炎症状態は異なり、全く症状のない人もいれば、自覚症状がはっきりある人もいます。

上咽頭炎の自覚症状には、朝起きて痰が絡む、のどのイガイガ、のどの奥の詰まり、のどの奥に何らかの異常や鼻とのどの間の違和感、声が出しにくく（特にナ行の発声）なる、ときに首こり、肩こり、頭痛、頭重感、頬骨周辺の痛み、耳の下の痛みや耳が詰まった感じがするなどの、不快な症状が多いようです。

こうした症状のあるときに、①細菌やウイルス感染②身体の冷え③疲労④ストレス⑤空気の乾燥⑥鼻詰まりを起こす疾患（アレルギー性鼻炎など）⑦後鼻漏（鼻水が軌道に下りる）を起こす疾患（副鼻腔炎、アレルギー性鼻炎など）の影響⑧逆流性食道炎などが起こると、炎症が悪化する場合があります。

交感神経優位の人がこういった影響を受けると、免疫力が低下して上咽頭の炎症が悪化します。また交感神経の緊張によって、繊毛上皮細胞からの粘液の分泌が少なくなり病原菌を処理しづらくなります。

このような状況が続くと病原菌が血管内に侵入してしまい、血液にのって全身を駆け巡り、離れた部位を攻撃することになります。そのためリンパ球は上咽頭にとどまらず、全身で戦い、その影響でさまざまな臓器に反応が起こります。こうした状況で起こる病態を「病巣感染」といい、ネフローゼ症候群、ＩｇＡ腎症、掌蹠膿疱症などが典型的な病気です。また逆流性食道炎によって、胃酸が上咽頭まで上がってきた場合も炎症が起こると考えられています。

一方、副交感神経優位の人はリンパ球が多く、粘液の分泌も多く、血流も鬱滞しやすいので、アレルギー反応なども起こしやすいのが特徴です。粘液の分泌が多いため、鼻の成分がのどに下りて後鼻漏になりやすいことも影響します。粘っこいものが鼻とのどの間に張りつく感じや、痰のからみ、咳払い、のどの違和感、詰まり、声が出しにくいなどの症状があり、鼻に含まれる成分が上咽頭を傷めて炎症を起こします。炎症が起こると交感神経緊張状態に行きつき、結果的に上咽頭の慢性炎症が持続、悪化します。

鼻詰まりが強い状態では口呼吸が主となり、口から空気を吸ったときに、乾燥した空気が口から上咽頭に流れ込めば、上咽頭炎を引き起こす可能性があります。

いずれにしても、上咽頭の繊毛上皮にいるリンパ球が活性化し戦闘態勢になり、上咽頭では処理できなくなり、病巣感染状態となり、リンパ球は上咽頭にとどまらず、血液にのって全身を駆け巡り、遠く離れた部位（腎臓、皮膚、関節、血管など）を見境なく攻撃するわけです。

つまり、リンパ球が上咽頭での処理ができなくなって病巣感染状態になり、さまざまな病気や症状を招くことがあるということです。ウイルスや細菌は喉の粘膜の渇きにより体内に侵入しやすくなるので、慢性上咽頭炎を予防するには、自律神経を整えてのどの粘膜の乾き、身体の冷えを防ぐことが肝要です。このような病巣感染は扁桃腺、歯周病などからも起こりますので、自律神経をよ

慢性上咽頭炎と症状

上咽頭は、鼻の穴が合流するところから口蓋垂の奥まで、鼻の穴から吸い込んだ空気が合流し、下の器官に向かって流れが変わる空気の通り道。

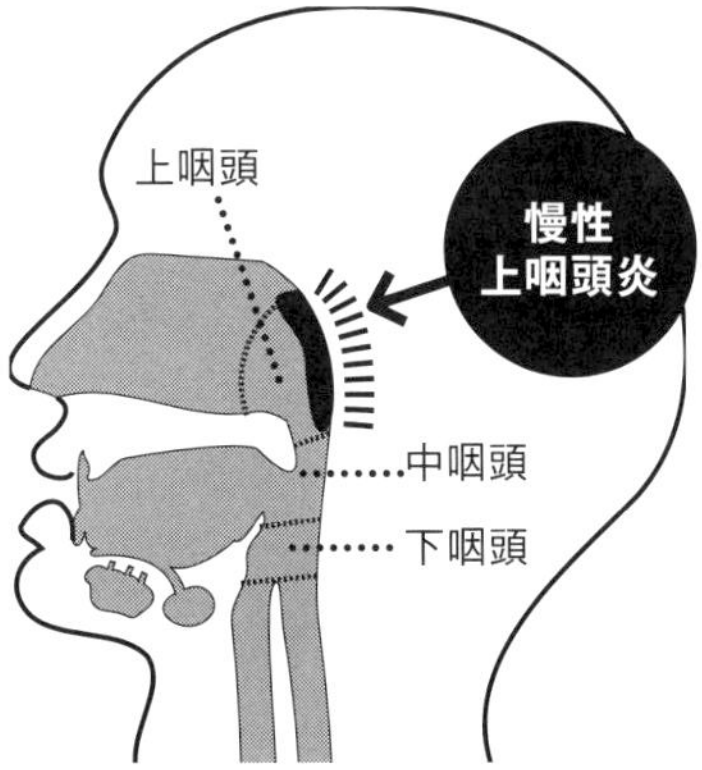

耳の下を３本の指で押して痛い場合は上咽頭炎があることが多い。

慢性上咽頭炎と関連する症状

頭痛、めまい、不眠、うつ病、微熱、思考力・記憶力・集中力低下、耳鳴り、鼻詰まり、後鼻漏、歯痛、舌痛、肩こり、首こり、喉違和感、慢性誤嚥、のど痛、慢性痰、全身痛、全身倦怠感、慢性疲労症候群、胸肋鎖骨過形成症、咳喘息、機能性胃腸障害、過敏性腸症候群、IgA 腎症、ネフローゼ症候群、月経異常、関節痛、掌蹠膿疱症、乾癬、慢性湿疹、アトピー性皮膚炎、睡眠障害、起立性調節障害、線維筋痛症、しびれ、むずむず脚症候群など。

い状態に整えて体の免疫力を強くしておくことが根本からの予防対策になります。

上咽頭の粘膜は、水分の補給やうがいだけでは乾燥を防げません。粘膜の乾きを防ぐためには、生理用食塩水を使った鼻うがいが有効です。生理用食塩水は、0.9％濃度、蒸留水もしくは精製水１ℓに対して９gの食塩、水２５０mlなら２・25gの食塩を入れてつくります。鼻から生理用食塩水を口に流し込みます。鼻から生理用食塩水を飲み込んでもかまいません。ただし、鼻うがい後すぐに鼻をかむと、まれに中耳炎になることがあるので注意しましょう。

耳鼻科の上咽頭炎の治療（Bスポット療法）で改善することもよくあるので相談してみましょう。

詳細解説

鼻呼吸と口呼吸 その違い

小川 優

人間は口でも鼻でも呼吸はできますが、本来、鼻で呼吸し口で食べる生き物です。構造上には大きな違いがあります。

鼻には鼻腔の入口に生えている鼻毛があり、その奥には線毛組織があります。鼻で呼吸をすると、空気中のゴミや細菌、ウイルス、花粉などの異物異物が入ってきても鼻毛や上咽頭（鼻の一番奥の、のどとの境目）で侵入を防げます。また加湿機能があり、冷たい空気を温めてから肺に送っています。

一方、口にはフィルターや免疫の機能がありません。口で呼吸をすると、のどや気道に直接異物が入ってきます。のどの防御機能であるリンパ組織では対応しきれず、全身へ悪いものがながれ込んでいくことになります。口内の粘膜が乾燥し、免疫力が低下します。病原体や有害物質の侵入を許し、感染症や炎症、万病の元になります。口呼吸を続けていると、多くの弊害が起こり身体に悪影響を及ぼします。

上咽頭炎を起こしやすいのは、口呼吸によって乾燥した空気が流れ込むからです。鼻呼吸では鼻腔の加湿機能により、鼻から吸った空気が加湿されて上咽頭に届けられ、上咽頭が湿度の高い状態に保たれれば、上咽頭の炎症が起こりにくくなると考えられます。

口呼吸よりも鼻呼吸

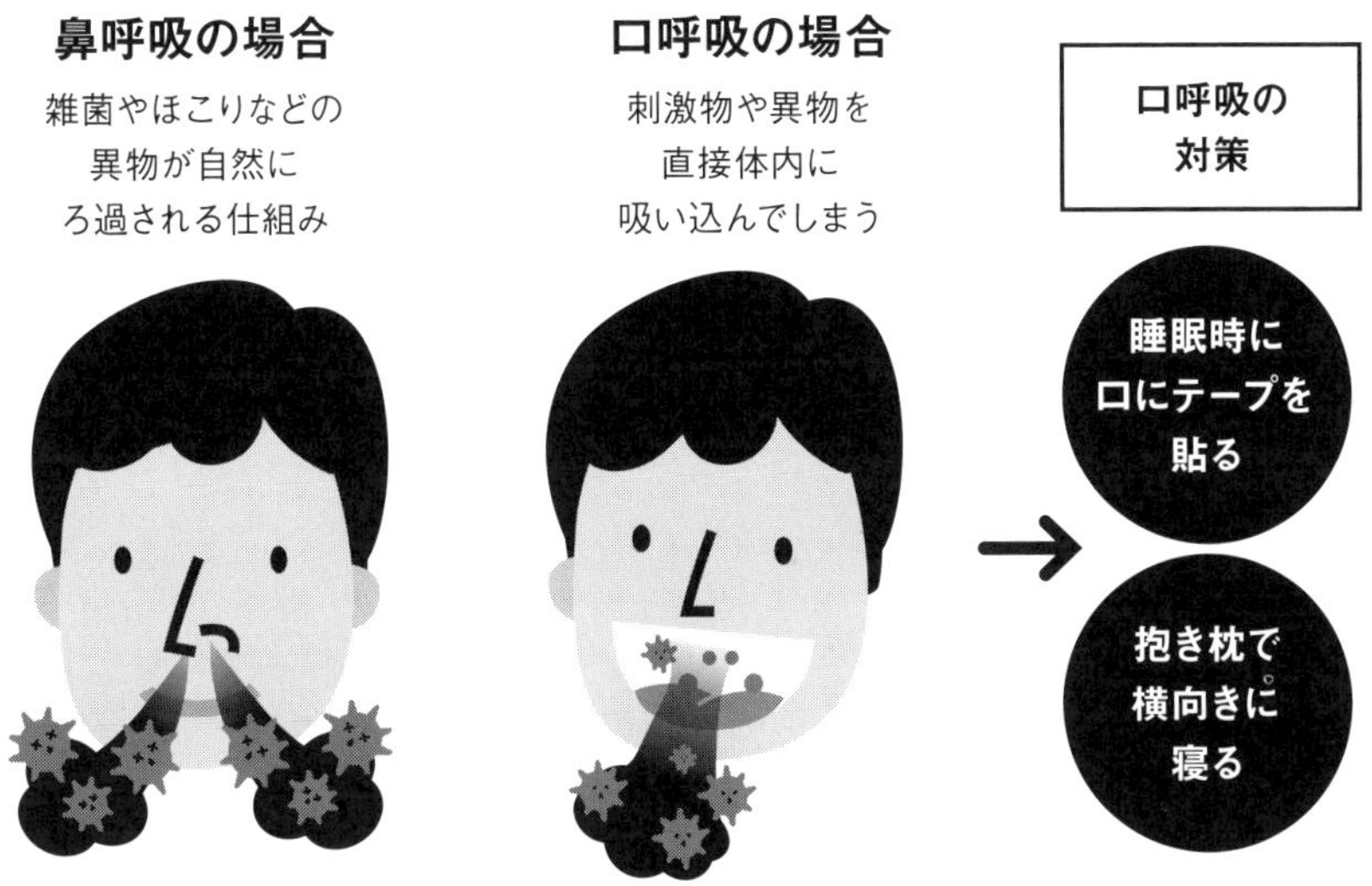
鼻呼吸の場合
雑菌やほこりなどの
異物が自然に
ろ過される仕組み
口呼吸の場合
刺激物や異物を
直接体内に
吸い込んでしまう
口呼吸の
対策
睡眠時に
口にテープを
貼る
抱き枕で
横向きに
寝る

口呼吸を「鼻呼吸」に矯正するには、顔の筋肉と舌の筋肉を鍛えることが大切です。しかし、どうしても寝ている姿勢は口が開きやすく、いびきをかき口呼吸になりやすいのです。

睡眠時に鼻呼吸を保つ方法もあります　睡眠時の口呼吸を防ぐためには「口テープ」が有効です。医療用テープを使うのが望ましいですが、簡単にセロテープを使用してもかまいません。唇にセロテープの接着剤がつくのが嫌な人は、2枚のセロテープを端から5㎜ずつ残し、接着面同士をくっつけます。それでも粘着力が強く感じる場合は、事前に布などに貼ってはがすことをくり返して粘着力を弱めておくとよいでしょう。

できあがったテープは、閉じた口にタテに貼りましょう。口呼吸から鼻呼吸へと切り替えて全身の健康を保ちましょう。

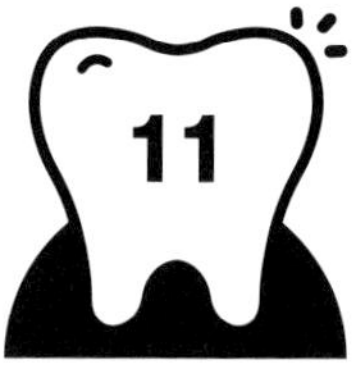

病気を招く合わない入れ歯

小峰一雄

入れ歯は、もともとある歯を抜いて歯茎の上にのせて使うようにつくられた人工歯の一つです。自分に合わせてつくられた入れ歯は生涯使えると思われるかもしれませんが、入れ歯が快適に使える時間は限られています。その理由は、時間が経つにつれて自分の歯茎が変化していくからです。歯を抜くと歯茎の骨が溶け始め、やせ細ってきます。さらに歯茎の山は、上顎は内側に移動しアーチが狭くなり、下顎は外側に移動しアーチが広くなってきます。噛み合わせの軸がずれ始めるので、自分に合わせてつくられた入れ歯も徐々に合わなくなり、うまく噛めなくなってしまうのです。

入れ歯には構造上の特徴があります。ピンク色の歯茎の部分には、入れ歯が口に吸着し安定させるため、スポンジのような小さな空洞がたくさん空いていて、水分を吸収して乾燥しにくくなっています。また水分を含むことで変形を防いでいます。

その反面、この空洞に問題があります。空洞の中に細菌がすみついてしまうと、不衛生であるばかりでなく悪臭を発生させて独特の口臭の原因になります。入れ歯洗浄剤を使うと、薬剤までもが空洞の中に入り込んでしまうので、超音波洗浄機などの使用をおすすめします。洗浄後はガーゼを使って水分を拭き取り細かい溝まで丁寧に磨きます。歯ブラシで入れ歯を洗うと、細かい傷がついて汚れもつきやすくなるので使わないでください。細菌がすみついた入れ歯を使うと、口の中まで細菌だらけになってしまうので、免疫力が落ちている高齢者には致命的になります。

どうしても入れ歯洗浄剤を使う場合は、歯科医師が開発したもので天然素材を応用したものを選びましょう。口の粘膜は、皮膚よりもはるかに薬剤などを吸収しやすく、一度身体にとり入れてしまうと排泄できずに蓄積し生涯にわたって身体に影響を及ぼしてしまいます。

そして入れ歯は保管方法によっては乾燥してヒビが入り割れやすく、使えば使うほど、すり減っていきます。入れ歯は消耗品ですから、定期的につくり替えることが必要です。

きつ過ぎる入れ歯は口の中が緊張し疲れやすく、ゆる過ぎる入れ歯では、安定してうまく噛むことができません。入れ歯の具合は、唾液の量とも関係しています。口と入れ歯の間を埋める緩衝材的なものが必要になります。その役割を果たしてくれるのが唾液です。

入れ歯が合わない人の口の中を調べてみると、薬の服用によって唾液が出にくくなっていることがあります。入れ歯の細かい調整よりも、薬を飲む原因となった症状を改善するための食事指導、唾液を多く分泌するための適切な指導が大切です。

噛み合わせが悪いと脳血流も低下し、脳への負担がかかります。入れ歯やインプラントなどの人工歯は、噛み合わせの高さをうまく合わせなければならないのです。

歯科医は入れ歯をつくるとき、患者さんが違和感を覚えにくいように噛み合わせを低めに設定することが多いものです。実際の歯よりも噛み合わせを低くすると、次のようなトラブルが起こります。

●口角炎

噛み合わせが低い場合の典型的な症状は、口角炎です。口角炎は上唇と下唇が合わさる唇の両端の口角に炎症が起こります。すぐに歯科医師に入れ歯の調整をしてもらってください。

口角炎はカビの一種であるカンジタ菌による感染症が原因で起こる可能性もあります。まずはサブロー寒天培地で細菌検査をして確認をします。抗カンジダ菌薬（抗真菌薬）を投与する歯科医師もいますが、私は投薬はせずに除菌水を用いています。カンジダ菌が検出されない場合は、間違いなく人工歯に原因があります。

●外見

噛み合わせが低いと、低い分だけ口の周りにシワができて老けて見え、顔の印象も大きく変わります。私の歯科医院では、歯があった頃の顔写真を参考にパソコンで適切な高さを割り出して、できるだけ歯があった頃の顔に近づけて、入れ歯をつくっています。従来の低い入れ歯を高めの入れ歯につくり直すと患者さんは「元の顔に戻った」とよろこんでくれます。

低い噛み合わせで慣れている人は、急に元の高さに戻すと、噛みにくく感じてしまうため、少し

合わない入れ歯のトラブル

口の周りのしわ
難聴

口角炎

入れ歯のお手入れ
 歯ブラシを使う
  超音波洗浄

噛み合わせが低いと、顎の関節が聴覚の神経を圧迫してしまい、難聴になりやすくなります。そのため私が入れ歯をつくる際には、聴覚診断機で聞こえ方をチェックしながら高さの調整をしています。

聴力が落ちている患者さんでも、噛み合わせを少しずつ上げていくと聴力が回復することがあります。

入れ歯に限らず、ブリッジやインプラントも噛み合わせの低い状態にすると、難聴になる可能性があります。難聴の方は、歯科医院で早めに噛み合わせの状態をチェックしてもらってください。

● 難聴

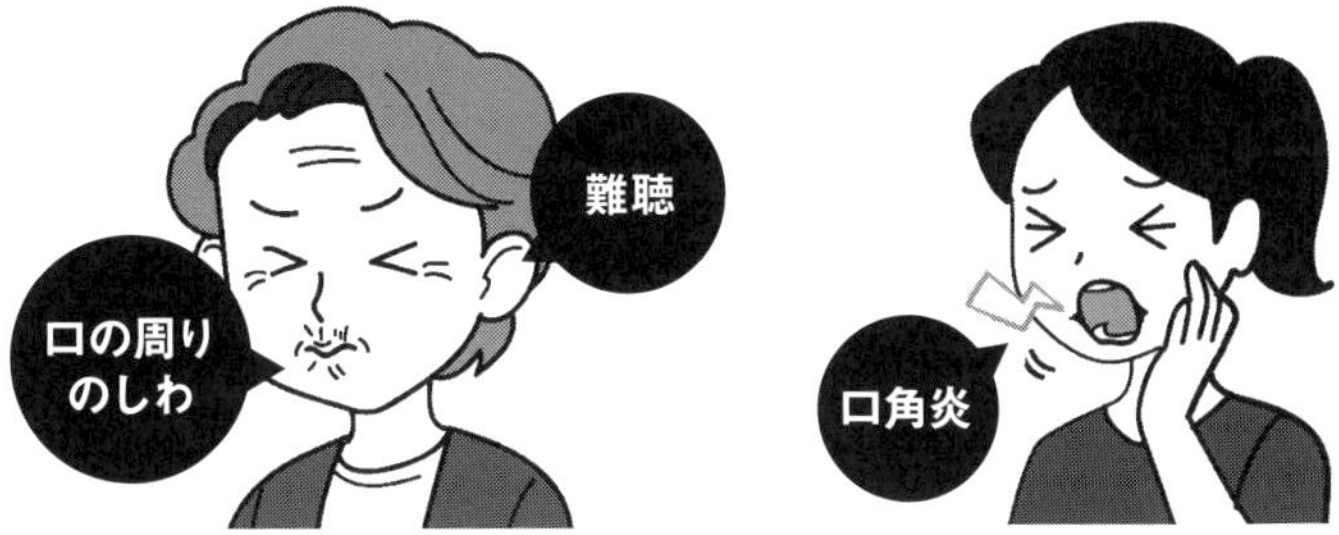

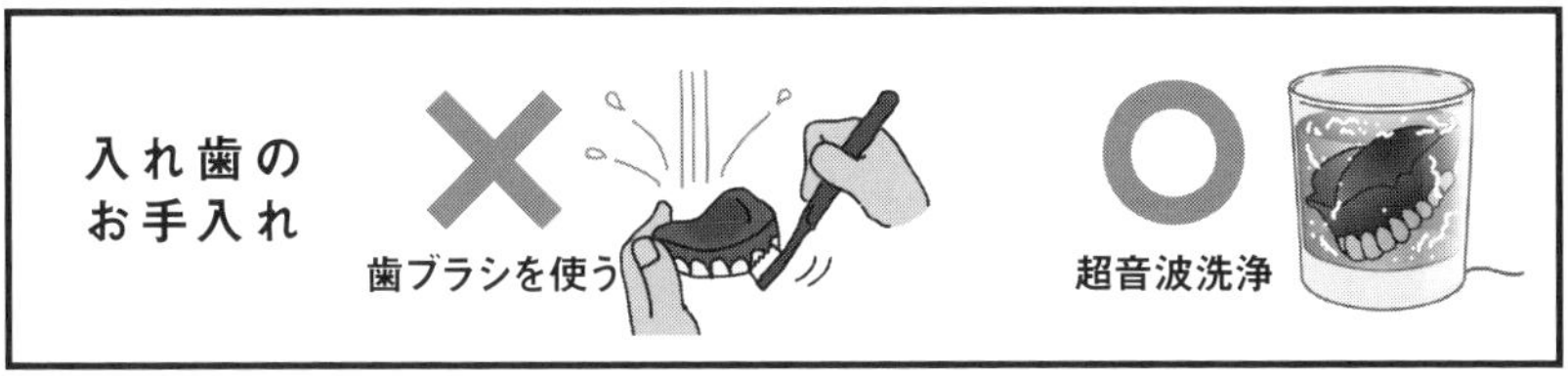

ずつ時間をかけて元の高さに近づけるようにしています。

12

ミトコンドリアをダメにする低体温

小川　優

地球上の生物の先祖は、酸素のない大気中で誕生した、酸素を嫌い、ブドウ糖を分解してエネルギーを生成する解糖系の単細胞の細菌類です。ミトコンドリアは20億年前に地球の大気の0.2％ほどが酸素で占められるようになってから誕生した生命体です。

大気中に酸素が増え続け、嫌気性である解糖系の細菌は生存が危ぶまれることになり、生き延びるために細胞の中に酸素をとり入れてエネルギーを生成するミトコンドリアを寄生させたのです。この選択は、解糖系細菌にとっては酸素の害から守られ、ミトコンドリアの活用するエネルギーをもらえることになり、ミトコンドリアにとっては、解糖系で生じる乳酸を栄養としてとり入れるという、互いの利害が一致するものでした。その結果、生物の身体は、二つのエネルギー生成システムを兼ね備え、自在に使えるようになったのです。

ミトコンドリアでのエネルギー生成は、電子伝達系という回路で食べ物の中から水素を引き離してミトコンドリアの内側と外側に電位差をつくります。膜の外側にプロトン（陽子）を取り出し、

CHAPTER
2
口から始まる全身病

内側で電子を流す反応によって効率よくＡＴＰをつくります。

ミトコンドリアはエネルギーを生成するばかりでなく、酸素を使うために生じる活性酸素を除去する酵素の生成、カルシウムの貯蔵、細胞や組織を修復するためのプロスタグランジン（生理活性物質）の生成、細胞膜やホルモンの生成に必要なコレステロールの代謝も行っています。

プロスタグランジンは、副交感神経を優位にし、破壊された組織を修復するために血管を拡げ血流を増やし、発熱させて代謝を更新し、痛みや熱、腫れなどを引き起こしていきます。辛い症状ですが、自然治癒へ導いています。

またホルモンや細胞膜の原料になるコレステロールをつくり、新陳代謝を担っています。

仮にミトコンドリアの機能が低下したら、病気やけがが治りにくくなるばかりか、老化も進んでしまいます。

ミトコンドリアの機能を低下させるものは、何といっても低体温です。

体温と免疫力は密接な関係があり、体温が１℃下がると免疫力が30％も低下し、代謝が12％低下するといわれています。

理想的な体温は、脇の下で測定して36.5～37℃くらいです。そしてリンパ球が35～41％くらいの状態が自律神経のバランスが偏らず、免疫力の理想的な状態です。このような状態が維持できれば、健康を維持することができます。ちなみにがん細胞が増える体温は、35℃台です。低体温では、血流が悪くなるので低酸素状態になり、ミトコンドリア系でのエネルギーはつくれなくなります。

低体温を招く原因は自律神経の偏りです。交感神経優位の状態や副交感神経優位の状態が長く続くと、どちらも低体温の状態になります。

また、薬剤も低体温の原因になります。辛い症状を抑えようと、湿布薬、アスピリン、メチルサルチル酸、インドメタシン、ロキソプロフェンナトリウムなどの消炎鎮痛剤を使うと、身体は一時的に楽にはなります。しかしそれは治ったわけではなく、プロスタグランジンをつくるのを阻害し、ミトコンドリアの機能を低下させているのです。

ミトコンドリアにはステロイドの受容体があり、ステロイド剤を長期間使うと、その受容体と結合し、プロスタグランジンをつくらなくなり、ミトコンドリアの機能は一時的に低下し抑制されます。結果的に病気を治す仕組みそのものを止めて免疫が抑制されていきます。

冷たい物のとり過ぎや過剰なストレスも、血管を収縮させ体温や口腔内温度を下げて顎関節症、むし歯、歯周病が起こりやすくなります。

ミトコンドリアを活性化させるには、太陽の光を浴びたりラジウム温泉を活用したりすることです。太陽の光の紫外線やラジウム温泉の微量放射線は、食べ物の中から水素を引き離し、ミトコンドリア系のエネルギー生成を行いやすくしてくれます。ポカポカとした温かさは、ミトコンドリアが活性化されてよろこんでいることを示しています。自然界の力を活用しましょう。

ミトコンドリアの機能

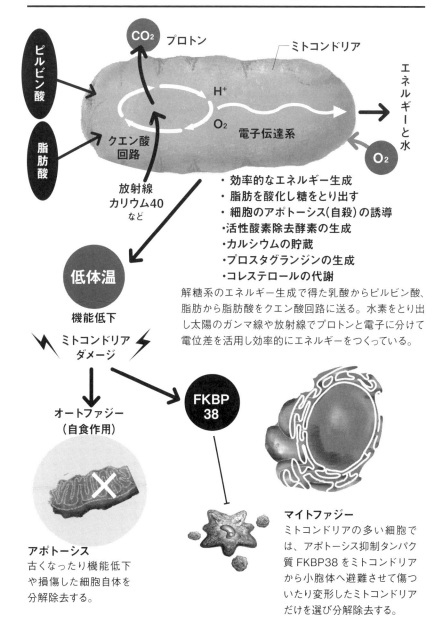

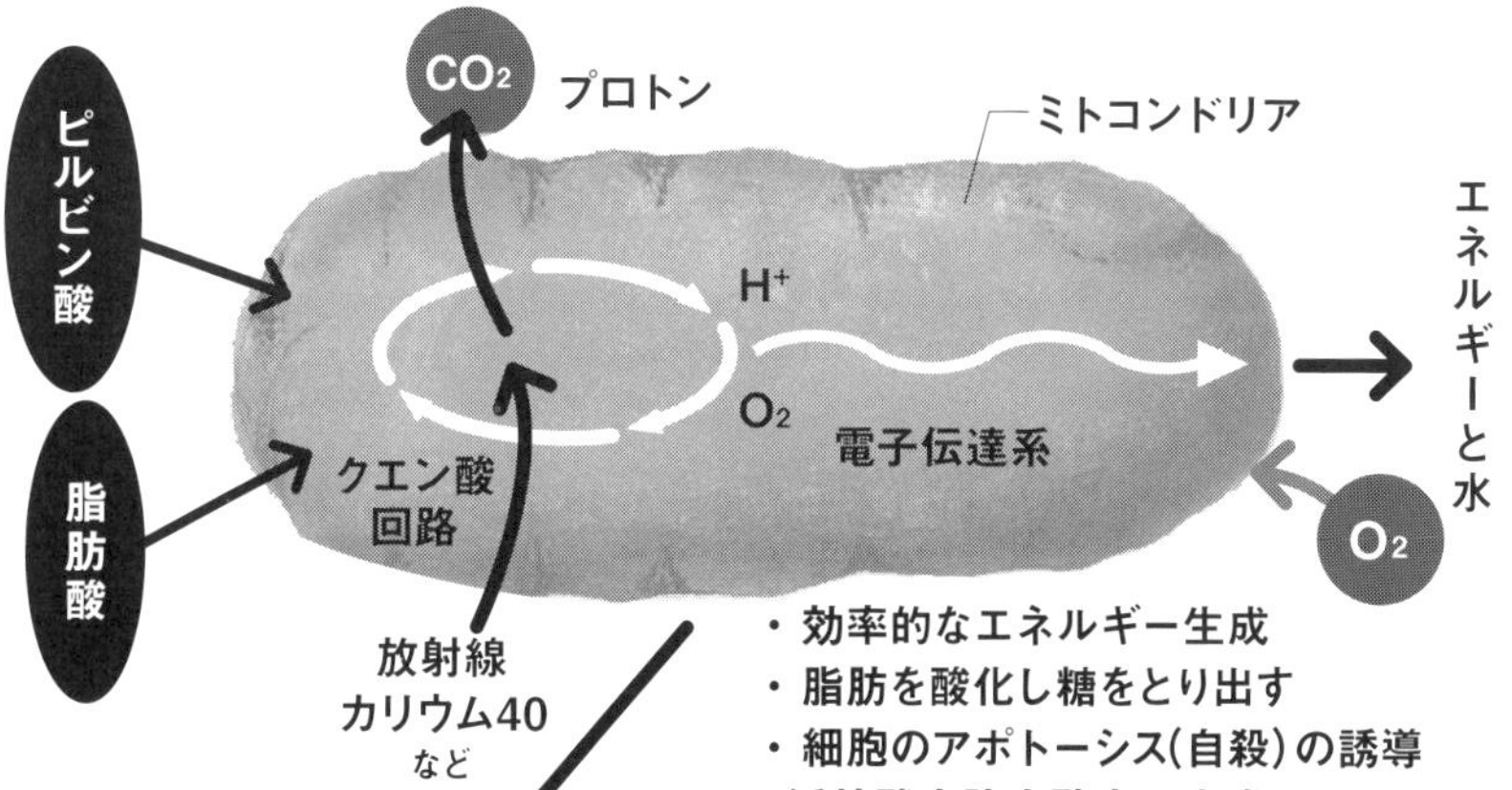

- 効率的なエネルギー生成
- 脂肪を酸化し糖をとり出す
- 細胞のアポトーシス(自殺)の誘導
- 活性酸素除去酵素の生成
- カルシウムの貯蔵
- プロスタグランジンの生成
- コレステロールの代謝

解糖系のエネルギー生成で得た乳酸からピルビン酸、脂肪から脂肪酸をクエン酸回路に送る。水素をとり出し太陽のガンマ線や放射線でプロトンと電子に分けて電位差を活用し効率的にエネルギーをつくっている。

低体温

機能低下

ミトコンドリアダメージ

オートファジー（自食作用）

FKBP 38

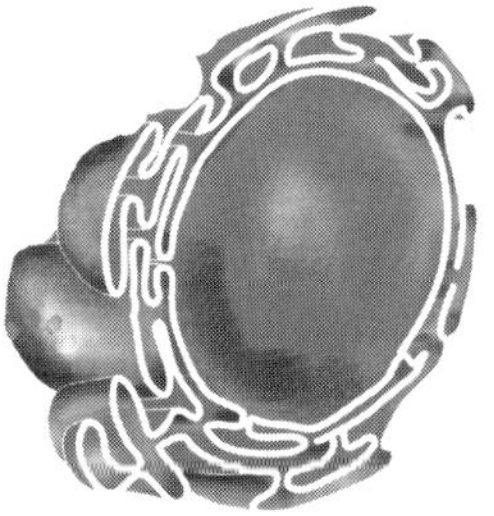

アポトーシス
古くなったり機能低下や損傷した細胞自体を分解除去する。

マイトファジー
ミトコンドリアの多い細胞では、アポトーシス抑制タンパク質 FKBP38 をミトコンドリアから小胞体へ避難させて傷ついたり変形したミトコンドリアだけを選び分解除去する。

臨床報告

歯科金属と電磁波の関係による不定愁訴などの改善

日本自律神経病研究会にて報告（2016.11.6）歯科医師　安部昌義

当院には電磁波の影響や歯科金属による不定愁訴で悩む患者さんが遠方からも来院されています。電磁波は目には見えないのでつかみどころがなく、歯科金属が原因かどうかもわからないと思われるでしょう。

ですが、鉱石ラジオの仕組みを思い出してください。鉱石ラジオは、簡単な部品だけでできていて電源がないのですが、銅線でできたコイルに電波があたり微弱な電流が流れてラジオを聞くことができます。

実は口腔内でも同じことが起きていて、歯科金属が電磁波のアンテナになり、微弱な電流が唾液を介して体内に伝わり、自律神経を狂わせていることが考えられます。

歯科金属を使用している患者さんに必ず行っているのが、携帯電話を使った電磁波反応検査です。患者さんに携帯電話を近づけると身体が揺れる人は、知らない間に電磁波が原因となって影響を受け不定愁訴になっているのです。特に水銀を含むアマルガムはアンテナになりやすく、アマルガムの合金を使われている患者さんの８割が携帯電話を近づけるだけで身体が揺れます。

不定愁訴がなかなか改善しない場合は歯科金属の影響が疑われ、口腔内の歯科金属を外しただけで瞬時に不定愁訴が消えるのは電磁波の影響が大きいと考

リスクのある電化製品

マイクロ波を出す製品	身体に直接長時間使用する製品	頭部付近で使用する製品
電磁調理器（IH）、電子レンジ、携帯電話、Wi-Fiなど。周波数が300MHzから300FHzの電波。	電気毛布、電気敷き毛布電気カーペット、電気こたつなど。身体に直接触れるもの。	ドライヤー、電気シェーバー、電動歯ブラシ、パソコンなど。頭部に電磁波が伝わると、脳の機能が低下する。

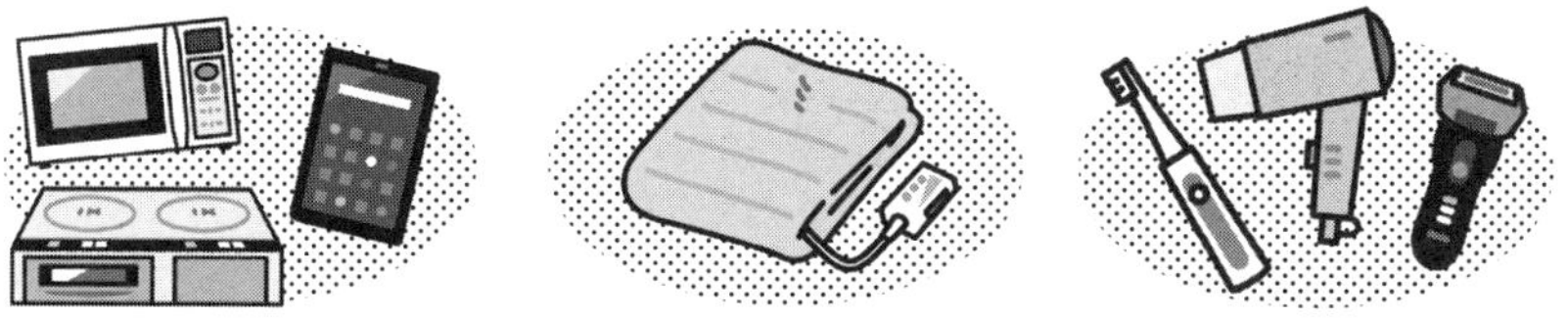

電磁波のなかでも特に問題になるのは、コンセントにアースがついていない我が国ならではの家電用品から出る超低周波や熱刺激反応を起こす携帯電話などのマイクロ波である。

えられます。

患者さん（男性35歳）は、小学生のときからアトピー性皮膚炎の治療、食事療法、漢方療法などの治療を試してきましたが改善しなかったため、口腔内金属が原因ではないかと来院されました。環状紅斑（湿疹）、慢性的便秘や肩こり、頭痛、首筋の痛み、腰痛、寝起きが悪い、いびき、呼吸困難、不眠、ニキビ、不安、イライラなどの不定愁訴がたくさんありました。O-リングテストをした結果、すべての金属にマイナス反応があり電磁波反応検査でもわずかな反応がありました。口腔内の8カ所の金属をすべて非金属に交換、噛み合わせ治療、整体を行いました。身体に合っていない漢方薬をやめ、食生活は砂糖の摂取を控え亜麻仁油やオリゴ糖を積極的にとるよう指導しました。治療期間は約二年間でしたが、症状は軽減しているそうです。

不定愁訴のある人で口腔内に歯科金属がある場合は、歯科金属に原因があることを一度は疑うのがよいでしょう。

臨床報告

重度歯周病の病巣感染治療による掌蹠膿疱症の改善

日本自律神経病研究会にて報告（2018.10.14）歯科医師 片山 修

掌蹠膿疱症は、手のひらや足の裏に、水疱や膿疱がくり返しできる病気です。膿疱の中には細菌やウイルスなどの病原体は入っていないため、直接触れても人に感染することはありません。皮膚科では難治性の病気とされ主体はステロイド療法です。

掌蹠膿疱症は、症状がほとんどない慢性の炎症が引き金となって身体の別の部位に病気が引き起こされる病巣感染が原因といわれています。無症状の扁桃炎、歯根や周囲に潜む無症状の歯周炎、慢性副鼻腔炎、上咽頭炎など、通常は治療の必要がないような状態が、掌蹠膿疱症の発症や持続につながっていると考えられています。また歯科金属などの金属アレルギーとの関連も指摘されています。

患者さん（女性63歳）は、２０１７年10月10日、左上中切歯の痛みを訴え、歯周病の治療で来院されました。重度の歯周病でした。掌蹠膿疱症でも苦しまれているとのことで、症状は歯の痛みが出た9月頃より手と足に起こったとのことです。

歯周病の歯科治療でも掌蹠膿疱症が改善する可能性もあることを説明し、11月13日より掌蹠膿疱症の処置を開始しました。不良補綴物（年月を経て劣化した口腔内に悪影響を及ぼす歯の被せ物や詰め物）を除去しました。抜歯、歯周外科処置を行いました。血流を改善し免疫力を高めるために『あいうべ体操』を実践してもらいました。体内に蓄積した水銀、鉛などの重金属の体外排泄を促すサプリメント（HG３００ng）でデトックスを行いました。薬を服用していなかったこともあり、歯周病の慢性炎症を改善させると、早期に掌蹠膿疱症は快癒しました。

当研究会の考え方では膿は顆粒球の反応後の死骸と考えます。口腔内の慢性炎症によって歯周病菌が歯周ポケットの奥から毛細血管に入り、それに対する顆粒球の反応によって大量の膿が産生され交感神経緊張状態になり、掌蹠膿疱症が発症したと推察されます。

手と足の状態の変化

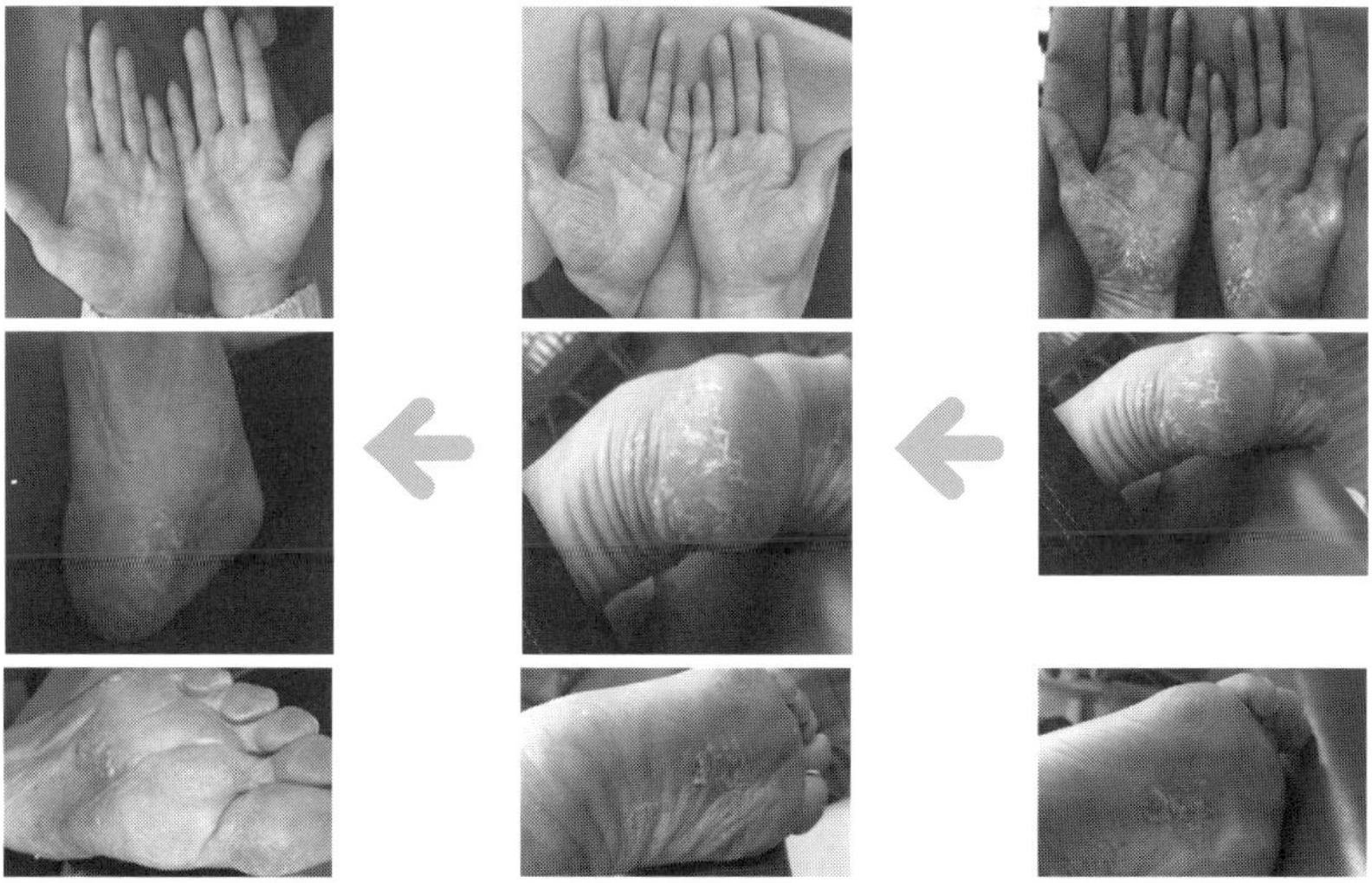

2017/11/13
口腔内不良補綴物除去、血流改善、重金属デトックスの処置。

2017/11/21
血流が改善し、症状が軽減してきた。

2017/12/28
手のひらの症状は消え、足の裏もほぼ安定してきた。

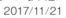

歯科医師の見分け方2

古い機器を使っている古い考えの歯科医師は避けるべし

歯科の治療分野は急速に進化しています。50年前には歯や神経を抜くことが中心だった治療は抜かない治療へと変わってきています。根管処理もマイクロスコープやCTスキャンなどの精密機器の導入により格段に進化をしています。

歯科医師にとって大切なのは、患者さんのためによりよい治療法を探求し、新しい技術を学び治療しようとする姿勢です。なかには休日返上で受付や衛生士のスタッフがともに学んでいる歯科医院もあります。

古い機械を使っている、古い考えの歯科医師は、学びを諦めたイメージがあります。いくつになっても学び続ける姿勢が必要です。

CHAPTER

3

口や身体を変える食事術

どんな食べ物をどのようにして

食べると身体によいのでしょう。

血となり肉となる食事は、口や身体の健康に

直接的、間接的に影響しています。

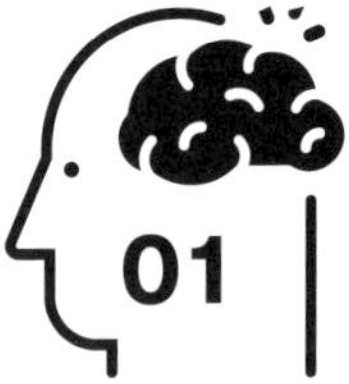

心身を依存症にする砂糖の弊害

永野剛造

その昔、砂糖は薬として扱われるほどの貴重品で、高価な贅沢品でした。当時は暑さも寒さも自然任せ、外気温の影響をもろに受ける家屋に住み、労働力はすべて人力という重労働が中心でした。過酷さゆえに交感神経緊張状態の人が多かったのでしょう。ご褒美としての甘い物は旬の果物くらいで、口に含むと身体が緩み瞬時にエネルギー源になる砂糖は、副交感神経優位の状態に戻すための魔法の薬だったに違いありません。

ところが現在は、空調設備の完備、高気密住宅により一年中快適な生活となり、機械化が進んで交通網も整い便利になりました。豊かな食生活と肉体を使わない軽労働から運動不足となり、副交感神経優位の状態の人が多くなっています。砂糖や砂糖の入った飲料、菓子は、ストレスを解消してくれますが、いつでもどこでも食べられ、心身に多くの悪影響を与えています。

砂糖の大きな問題は、心身を依存症にさせてしまうことです。疲れたときや、ストレスを感じるたびに甘い物を食べていると、脳内から分泌されるドーパミンやセロトニン、ノルアドレナリンな

CHAPTER
3
口や身体を変える食事術

どによって、脳が「砂糖＝幸せ」と無意識に快感を覚え、甘い物をとらずにいられないほどの常習性を持つようになってしまいます。自覚症状はなくても、甘い物を食べないと満足できない、ぽんやりする。空腹でもないのに何か食べたい、つまんだお菓子が止まらない。甘い物を食べるとスッキリする、食べる量が増えてきているなどは依存症のあらわれです。

砂糖のとり過ぎは副交感神経優位にさせて、静脈を緩ませます。血液の粘度を上げるので血流が悪くなり組織や静脈に老廃物が蓄積し、その結果、冷え性や便秘になります。アレルギーのある人にとっては、砂糖が細菌やウイルスの餌となるので症状を悪化させる要因にもなります。さらに過剰に甘い物をとると、究極のリラックス状態になり、身体はエネルギー代謝の低下を何とか高めようと、今度は交感神経緊張状態となりさまざまな病気にかかりやすくなります。

甘い物のとり過ぎは、結果的に病気になってしまうのです。

砂糖のとり過ぎが体内の血糖値（血液中のブドウ糖の濃度）を上昇させて、糖尿病を招くことは知られています。体内で血糖値を下げるホルモンは膵臓から分泌されるインスリンです。甘い物を常にとっていると、一生の間につくられるインスリンの量には限りがあるので枯渇して血糖値を下げることができなくなってしまいます。特に空腹時に甘い物を食べると、血糖値が急激に上昇しインスリンを大量分泌させて「低血糖」を引き起こします。低血糖になると、脳が「空腹」と勘違いし、「食べて血糖値を上げろ」と信号を出し、空腹でないにもかかわらず、くり返し甘い物を欲するようになります。低血糖は、イライラや神経過敏、無気力、めまい、頭痛、眠気、落ち込み、否定的に物事を考えるという精神不安を引き起こします。アルツハイマー型認知症は、低血糖状態が長く続き、脳が少しずつダメージを受けて発症すると考えられています。

低血糖は、キレやすい子どもにも関係しています。子どもに清涼飲料水やお菓子をいつも与えていると、低血糖を上昇させようと分泌されるアドレナリンが分解されてつくられるアドレナクロム（麻薬成分と同じ物質）が多くなり、正常な判断力を失わせている可能性があります。

また、体内で砂糖を分解し消化するために必要なビタミンB群やカルシウムも砂糖のとり過ぎによって慢性的に不足します。疲労感や倦怠感、肩こりや口内炎、貧血などはビタミンB群が不足している状況です、特にビタミンB1の不足は、脳神経が使うエネルギーの不足になり、興奮や落ち込み、イラつきや緊張など、精神的に不安定になります。そして砂糖は酸性食品なので、身体は血液を中性に維持しようとして、アルカリ性であるカルシウムを骨から吸収するので、若くても骨粗鬆症になる恐れがあります。砂糖のとり過ぎによって血液中のカリウム濃度が高くなり、高カリウム血症を起こし心臓病を発症させることもあります。また余分な糖が身体のタンパク質を変性させて「糖化」を起こし糖化物質ＡＧＥｓをつくって、コラーゲンに蓄積されれば、たるみやしわ、くすみに、内臓や骨に蓄積されれば動脈硬化や骨粗鬆症などさまざまな病気を誘発するリスクもあります。

老化を促進する嫌われ者となった今は、糖類はできるだけとらないことが健康の秘訣です。

砂糖の含有量

シュークリーム
(47g)

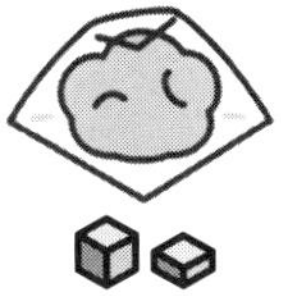

6.1g
角砂糖1.5個

野菜ジュース
(200ml)

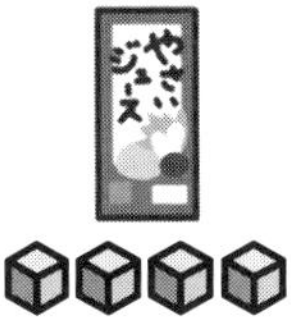

16.2g
角砂糖4個

コーラ
(500ml)

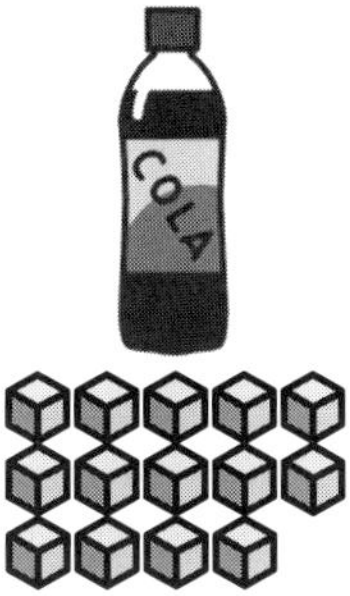

65.5g
角砂糖14個

コーラ0kal
(500ml)

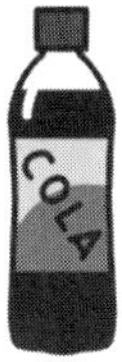

角砂糖0個
スクラロース
アセスルファムK配合

チョコレート
1枚(50g)

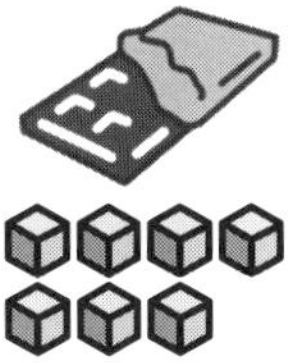

27.7g
角砂糖7個

プリン
(140g)

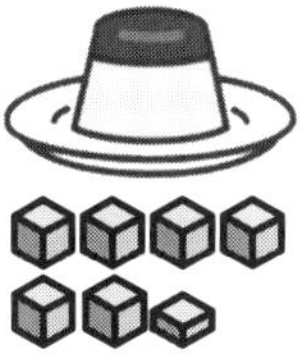

25.4g
角砂糖6.4個

缶コーヒー
(180ml)

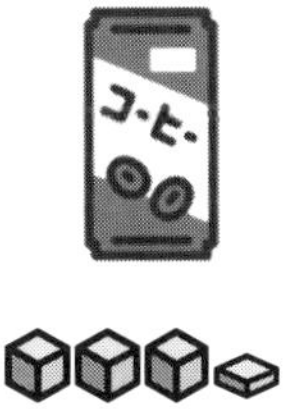

12.8g
角砂糖3.2個

スポーツドリンク
(500ml)

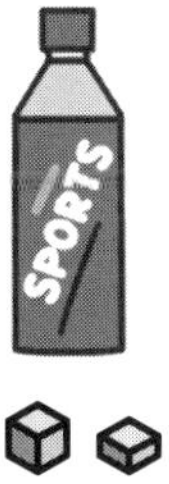

6.2g
角砂糖1.6個

危険な合成甘味料

「ネオテーム」「スクラロース」「アセスルファムK 」などの合成甘味料は、カロリーゼロ、糖質ゼロの商品に使われることが多い。

「ネオテーム」は「アスパルテーム」を改良したもので、アスパルテーム同様、動物実験では脳神経系に影響し、脳腫瘍を引き起こす可能性があり、安全性に疑問がある。

「スクラロース」は難消化物質、下痢を伴う可能性があるうえ、遺伝子を傷つける「変異原性」の疑いがある。また、ダイオキシンなどと同じ有機塩素系化合物であるため、有害性の強い不純物が生成される危険がある。

「アセスルファムK 」はインスリン分泌を促すため、糖尿病患者は気をつけなければならない。苦みがあるので、他の甘味料との併用が多く、化学物質同士の化学反応をもたらし、新たな化学物質を生成するリスクがある。

いずれも健康障害をもたらす可能性がある。

02

歯周病の原因と食生活

小峰一雄

かつて歯周病は、歯槽膿漏と呼ばれていました。現在では国民の80％もが感染し、患者数は推定6，000万人といわれています。ひどくなると、歯茎の土台である歯槽骨が溶け、歯がグラグラし歯を失う原因になるだけでなく、さまざまな全身病を引き起こすことが報告されています。

歯周病は歯磨きやデンタルフロスで歯垢を掃除することで予防できるといわれていますが、歯磨きをきちんとできていない人が本当に国民の80％もいるのでしょうか。

日本では歯周病は細菌感染症とされ、その原因菌であるA.a菌、P.g菌は、多くの人の口の中にすんでいるのですが、歯周病になる人とならない人がいます。

細菌感染症である歯周病は、歯科医院では、歯茎の検査（歯周ポケット）、歯石除去、歯垢除去のブラッシング指導が一般的な対策です。

それでも改善しない場合は抗生剤を使いますが、これこそ、まさに「歯周病＝感染症」という考えから行われている治療法です。抗生剤を使用するとすぐに効果は出ますが、根治療法ではありません。抗生物質は口腔内の歯周病菌だけでなく有用な腸内細菌まで死滅させて、全身の免疫力を低下させ他の病気を招く恐れがあります。服用をやめると、歯周病が再発し悪化することもあります。

私は歯周病に関しては、感染症だけが原因ではない（神経を抜くことで起こるものもある）ので、歯磨きやフロス、抗生剤では、歯周病を根本的に防ぐことはできないと考えています。

アメリカの歯周病学会で報告された内容は、歯周病の原因は歯周病組織の細胞環境に関係しているとし、炭水化物の過剰摂取、カルシウムのとり過ぎ、マグネシウムの不足など、食生活がいかに歯周病の原因になっているのかというものでした。

以下は、私が臨床経験をもとに行っている食事療法です。

❶炭水化物の過剰摂取をやめる。炭水化物をとらない。ご飯（精白米）、パン、麺類（うどん、パスタなど）、さつまいも、とうもろこし、砂糖など、炭水化物を控えることです。糖質制限は、ダイエットや糖尿病だけでなく歯周病にも効果があります。患者さんには「食後30分経ってから爪楊枝で歯の表面または、歯と歯の間を掃除してみて、もし汚れがつくようでしたら炭水化物の食べ過ぎです」と伝えています。汚れがつかないようなら、少量の炭水化物はとってもかまいません。

❷カルシウムの過剰摂取をやめる。若いうちはカルシウムは身体の成長に重要な役割を果たしていますが、骨格ができ上がってしまうとあまり必要はなく、骨粗鬆症の場合でもサプリメントや薬でカルシウムを摂取するのは危険なミネラルです。

❸マグネシウムを積極的にとる。過剰なカルシウムを排出するためには、マグネシウムが必要です。海藻類やナッツ類に含まれるマグネシウムを積極的にとるとカルシウムを排出できます。

❹不飽和脂肪酸オメガ3をとる。亜麻仁油やエゴマ油に含まれるオメガ3（α‐リノレン酸）にある抗炎症作用が歯周病予防や治療に適しています。アメリカで20歳以上の成人9，182人を調べた結果、オメガ3の摂取量が高いグループほど歯周病になりにくい結果が報告されています。青魚はDHA（ドコサヘキサエン酸）やEPA（エイコサペンタエン酸）を含んでいるので、私の食事調査では魚介類をよく食べる人は歯周病や高血圧が少ない傾向にありました。

ただし、オメガ3の油は酸化しやすいので調理法には工夫が必要です。加熱はできませんし、温かい食べ物にかける場合も、極力熱を持たないように食べる直前にかけることです。

❺塩分の過剰摂取をやめる。塩分に含まれるナトリウムと、野菜や果物に含まれるカリウムのバランスを意識しましょう。ナトリウムは細胞の内側に入らない性質があり、塩分が濃い食べ物をとるとビタミンやミネラルなどの栄養も細胞に吸収されず、体外に出てしまいます。カリウムは細胞内に入り込む性質があります。そのためナトリウムとカリウムのバランスをとるのがよく、一般的なカリウムとナトリウムの割合は、1対3.8ですが、健康のことを考えたら1対0.1～1対1くらいがよいでしょう。なお、重症の歯周病患者には塩分をとらないようお願いしています。

まずは以上5つの項目に取り組んでみてください。

病気と食事の関係

原因は食生活

約２万件の食事アンケート調査から、むし歯や歯周病は個々の食生活に特徴があること、一般の生活習慣病も同様であることを発見しました。

たとえば逆流性食道炎の患者さんは、焼き鳥が大好きで頻繁に食べていることがわかりました。食道が胃の中に入り込んでいる逆流性食道炎の患者さんに焼き鳥を食べるのをやめてもらったら、病気は完治しました。

このことに関しては、その後、アメリカで「鶏肉等の脂が胃の噴門部の括約筋を麻痺させ、噴門部の弁の機能を喪失するからである」と発表があり、食生活に病気の原因があると確信しています。

がん家系は
歯周病になりやすい

炭水化物が大好きな人は、歯周病になりやすい。がん患者特有の口臭があり、歯周病患者の口臭に非常に似ている。

↓

対策 糖質と適度なマグネシウムが有効

心臓・脳血管系疾患家系は
むし歯になりやすい

血糖値が上昇しやすい（グルコーススパイク）人は、むし歯になりやすい。血管を傷つけてしまい血管系疾患を患いやすい。

↓

対策 シュガーコントロールが有効

「偽」の歯周病がある！

我が国の歯科医療は歯を削ることを優先する仕組み（保険制度）のため、それに伴って神経を抜くことになってしまいます。神経を抜くとその歯に血流が届かなくなるので異物反応が起こり、周囲の歯槽骨が溶け出しグラグラになってしまいます。これも歯周病と診断されています。私からみると、これは真の歯周病ではありません。このように感染症ではない歯周病と分けて考えると、私のいうことが理解できるようになると思います。そして、世界中で歯周病の原因療法である食事療法が可能になると思われます。

病気も食事で治癒できる！

現在、我が国でも大腸と小腸の違いを分けて考える医師も出てきました。この違いを全く理解していないから、難病になってしまいます。私は食事だけで難病の患者さんを完治させています。

一番最初が「てんかん」の患者さんで、一切薬剤服用がなくなりました。その他、「重症うつ病患者（２名）」の完治も発表したところ、ある精神科医から「方法を教えてください」と相談されました。

病気と食事には実に深いかかわりがあるのです。

詳細解説

血糖値を上げないためのGI値の低い食品

小峰一雄

血糖値を急激に上げないためには、GI（Glycemic Index）値の低い食品をとることです。GI値は、血糖値を最も上げやすいブドウ糖を１００とし、食品に含まれる糖質の吸収度合い、食後血糖値の上昇度を示した指標です。

GI値が高い食品を食べると、糖質の吸収が急激になり、その反対にGI値が低い食品は血糖値の上昇が緩やかになり、結果としてインスリンの分泌を穏やかにします。一般的に望ましいのはGI値60以下の食品とされています。それ以上高い値は血糖値を上げるだけでなく、むし歯をつくりやすいといえます。

最も血糖値が上がりやすいのはごはんやパン、めん類の炭水化物といわれています。研究により、同じ量の炭水化物でも血糖値が急激に上昇するもの、緩やかに上昇するものがあることがわかってきました。

たとえば同じパン類でも、全粒粉パンは50と低く、フランスパンは93、ベーグルは75と高GIになります。玄米は56と低く、精米した白米は84です。

全粒粉のパンも玄米も血糖値が上がりにくいうえに、食物繊維が多く、栄養価も豊富にとれます。ちなみに玄米に含まれている「フィチン酸」は、何ら身体に影響を及ぼさないことが証明されています。GI値が高くても、食物繊維の多いGI値の低い食品と組み合わせると、GI値の軽減効果が期待できます。

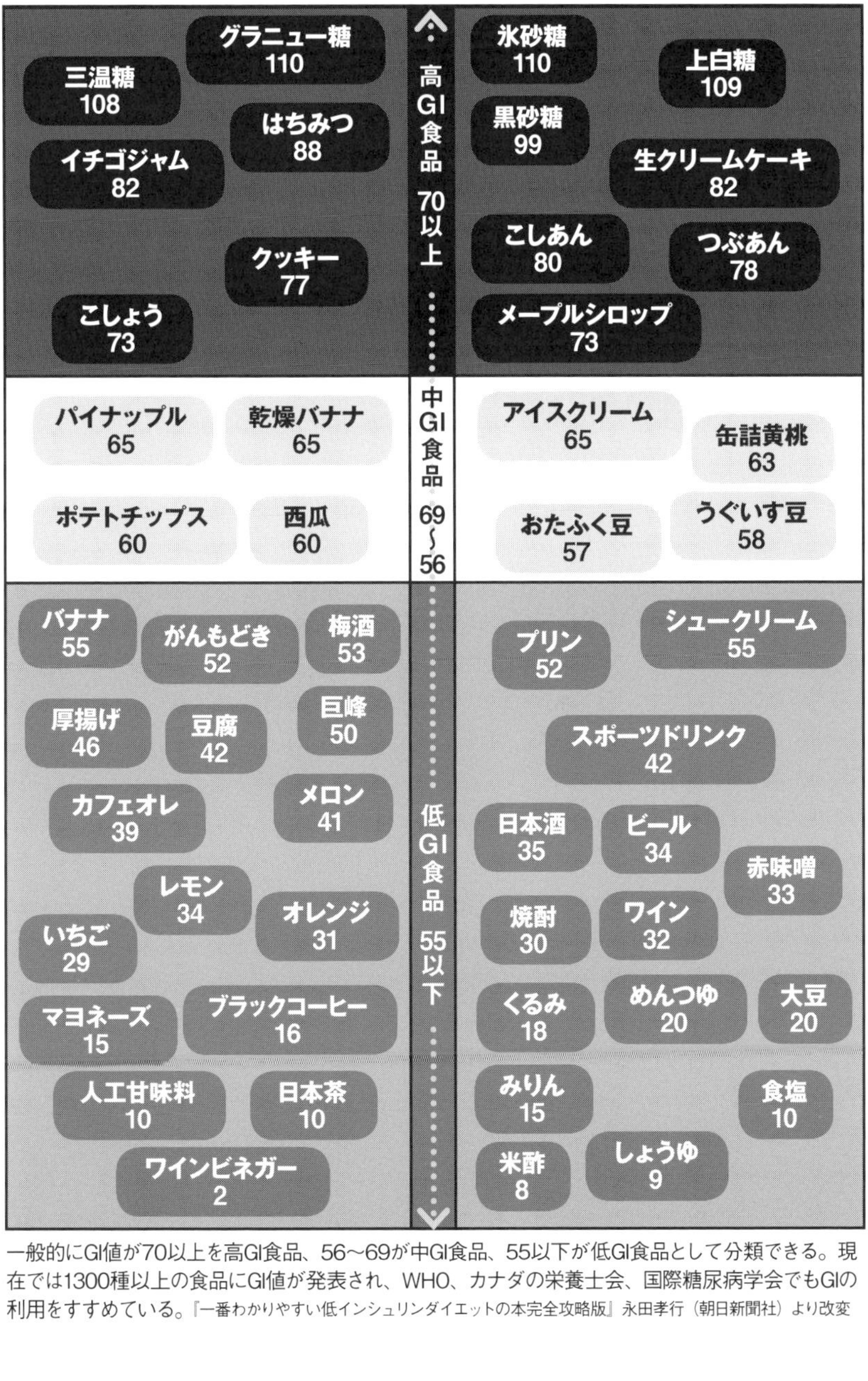

一般的にGI値が70以上を高GI食品、56〜69が中GI食品、55以下が低GI食品として分類できる。現在では1300種以上の食品にGI値が発表され、WHO、カナダの栄養士会、国際糖尿病学会でもGIの利用をすすめている。『一番わかりやすい低インシュリンダイエットの本完全攻略版』永田孝行（朝日新聞社）より改変

03

噛みごたえのある食べ物と調理法

小川　優

最近、若い人の顔の形が変わってきています。エラの張った顔が少なくなり、顎が小さい三角顔やうりざね顔など、細面の顔が多くなっているように思えます。

顔の形は噛むことと関係しています。顎が小さい細面の顔の原因の一つには、よく噛まないことが挙げられます。よく噛むことで顎周りの筋肉が刺激を受け、その刺激によって顎の骨が成長するのですが、よく噛まないと筋肉が使われず、顎は成長しないのです。

この背景にあるのは、昔と違ってよく噛む必要のない食生活です。

若い人の食生活は、米食よりもパン食やパスタやラーメンといった小麦粉を使った食事が増えています。巷にはハンバーガーやドーナツなどの柔らかくて美味しい食べ物があふれて、短時間で食事をとることができる立ち食いの店やファストフード店が増えています。柔らかい食べ物は噛む必要もなく飲み込めるので、噛む回数がとても少なく、食事にかける時間も短くなっています。

噛む回数と食事時間を時代別に比べてみると、農耕を主とした弥生時代は、一回の食事で噛む回数は約4，000回、食事時間は約51分だったのに対し、江戸時代には1，500回、現代では噛む回数620回、食事時間は約11分と、大幅に減っていることがわかっています。

弥生時代には、米の他に小麦、ヒエ、アワ、小豆などの雑穀、鹿や猪、魚貝類、栗やドングリを口にしていたことが考えられますが、現代人が同じ物を食べたとしても4，000回は噛めないに違いありません。

食べ物が硬ければ、何回も噛まなければ飲み込めないため、必要に迫られて顎を使わざるを得なく顎が発達します。しかし、若い人の食生活をみてみると、調理された柔らかい食べ物は噛む必要もなく飲み込みやすく、そのうえ炭酸飲料や水で食べ物を噛まないで流し込むような食べ方をすることもあります。これでは顎が十分に発育せず、永久歯の生えるスペースが狭くなり、永久歯同士が重なり歯並びに影響が出てくるのは当たり前に思えます。歯並びが悪いと、見た目が悪いばかりでなく汚れが溜まってしまい、むし歯や歯周病にかかりやすくなります。

食べ物をよく噛むことは、全身の健康にも大きな影響を及ぼすことがわかっています。

日本咀嚼学会には「卑弥呼の歯がいーぜ」という標語があります。噛むことの八大効用を咀嚼回数の多かった弥生時代の卑弥呼にかけて表したものです。

ひ「肥満防止」　よく噛むことで脳が満腹感の信号を早く発信し、食べ過ぎを防ぐ。

み「味覚の発達」　多種の食べ物を食べることによって、味覚が発達する。

こ「言葉の発音」口の周りの筋肉が発達して発音がよくなる。

の「脳の発達」口を開閉することで多くの酸素や栄養が脳に届いて、脳細胞の活性化を促す。

は「歯の病気予防」噛むことにより唾液が分泌され、むし歯や歯周病を予防する。

が「がん予防」唾液の成分ペルオキシターゼは食品中の発がん性物質を中和する働きがある。

い「胃腸快調」食品を噛み砕くことで胃腸への負担を軽くし胃腸の働きを正常に保つ。

ぜ「全力投球」「全身の体力向上」噛みしめる力によって、体力や運動神経の向上、集中力を養うことにつながる。


噛む刺激は、頭蓋骨を通して脳に伝わります。頭骸骨の中心には蝶が羽を広げているような形に見える蝶形骨があり、ホルモンの司令塔である脳下垂体を収納しています。脳下垂体は上顎の真上にあり、蝶形骨大翼を取り囲むように側頭筋という咀嚼筋が付着しています。そのため、噛む刺激が脳下垂体を通じて副交感神経を優位にし、全身の健康をコントロールしていると考えられています。

よく噛んで食べるには、意識を持つことが大切です。食べ物を一口30回噛む努力をし、テレビやゲームをしながらの「ながら食べ」をやめて食事に集中しましょう。また姿勢は重要で、斜めを向いたり横向きの姿勢で食事すると骨格が歪みます。足をしっかりと床につけて食事をすると、子どもは噛む力が1.5倍に、集中力や記憶力も上がります。高齢者は唾液の分泌量が増え、飲み込みやすく食

噛む回数を増やす

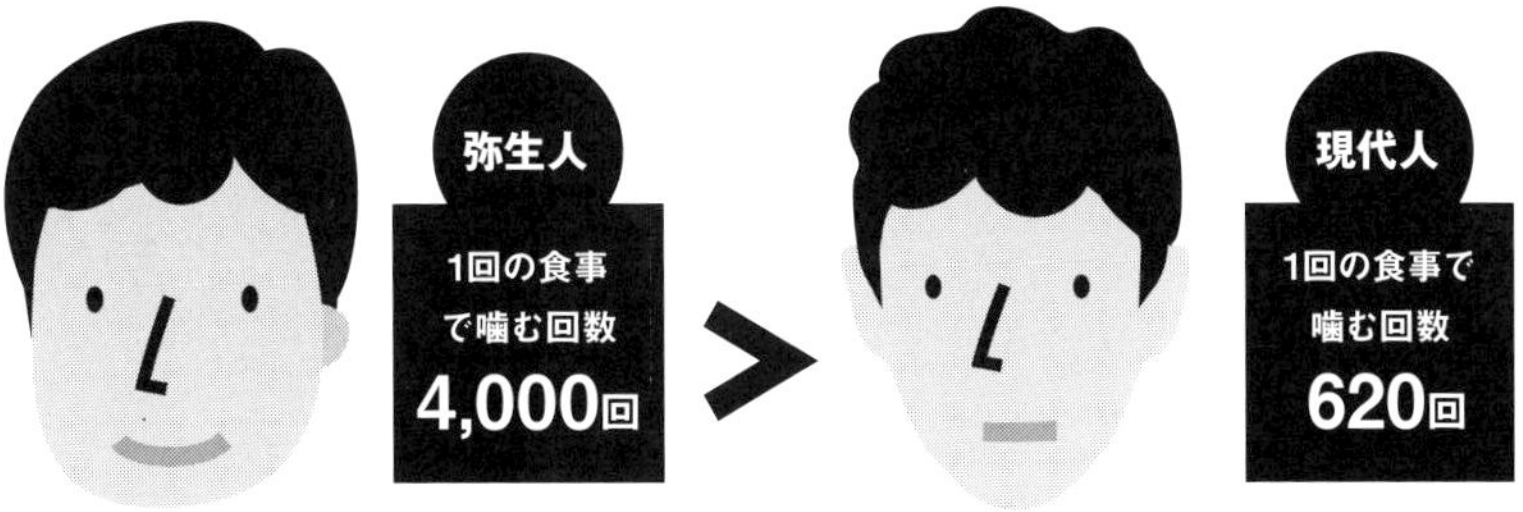

食べ物は調理法で噛む回数を増やすことができる。
海苔を活用すると噛む回数が増える。

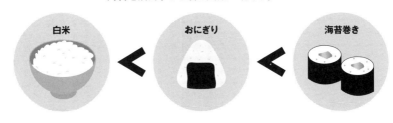

事がすすみます。

食べ物は、噛むと味わいが出る物を積極的にとりましょう。しっかり噛まないと飲み込めない（するめ、いか、たこ、こんにゃく、ごぼう、れんこん、きのこ、ナッツ類など）弾力性があるものや食物繊維が豊富なものは噛む回数を増やします。本来日本人が食べてきた穀物中心の菜食や小魚、たくあんなどは、噛むことの理に叶っています。調理法でも野菜を細かく刻むよりザク切りにすることで、噛む回数が増え調理の手間も省けます。

少しの工夫で噛み応えのあるものに変えられます。ご飯もおにぎりにしたりさらに海苔巻きにすると、噛む回数が増えます。

顎の発育や全身の健康への影響を考えて、よく咀嚼しましょう。

04

ミトコンドリア系エネルギー生成で健康長寿

永野剛造

私たちは、子どものころは主に「解糖系」で食べ物からとった糖をエネルギーとして成長します。細胞内でミトコンドリアが増えてくると、ミトコンドリアの分裂抑制遺伝子が働き、ミトコンドリアの多い細胞は成長が止まります。

20～50代までは、解糖系とミトコンドリア系を調和させて使っています。

50代を境に解糖系が縮小してミトコンドリア系の切り替えどきになります。ミトコンドリア系に移行するため、小さい頃は食べられなかった香りの強い野菜も食べられるようになります。この時期過度に食事に依存し、解糖系でエネルギーをつくり続けていると、高血糖となり糖尿病、血流が悪くなり低体温になると、がんや生活習慣病へ向かいます。解糖系で乳酸が増えると、処理をするミトコンドリアの負担が増え、活性酸素も増えて老化も進みます。

健康長寿のためには、歳をとるとともにエネルギー生成をミトコンドリア系に切り替えることが大切です。

このことは寿命研究でよく使われる線虫という生物を使った実験でも明らかです。線虫にミトコンドリアを活性化させるピルビン酸やオギザロ酢酸を添加すると寿命が数10％も延び、その反対に線虫に解糖系を活性化するブドウ糖や果糖を添加すると寿命が短くなることがわかっています。研究結果からも、ミトコンドリア系でエネルギーをつくるほうが健康長寿でいられることが推察されます。

ミトコンドリア系を働かせるための方法の一つは、糖質制限です。

糖質制限をすると、肝臓が中性脂肪を原料に分解しケトン体を生成します。

糖質が下がりケトン体の濃度が上がり、ケトン体がミトコンドリア内のクエン酸回路にとり込まれてエネルギー源となってミトコンドリアが活性化します。

ケトン体は主に「β‐ヒドロキシ酪酸」ですが、食べ物には含まれていません。糖尿病が悪化したときに、ケトアシドーシスという意識障害が起こりますが、糖質制限の場合の高ケトンは問題ありません。

水溶性物質であるケトン体は血液脳関門（脳や脊髄の血管にある細菌やウイルスなどの影響を防ぐための特殊な関所）を通過できるため、飢餓や絶食のときにグルコースの代わりに脳のエネルギー源として使われます。また骨格筋など、肝臓以外の細胞のミトコンドリア内で利用されます。

ケトン体や有機酸は直接ミトコンドリアのエネルギー代謝を活性化でき、完全に酸化されてすべてがエネルギーになります。有機酸の中でもピルビン酸、オキサロ酢酸、α-ケトグルタル酸の3種類だけは活性酸素を除去し、脳の神経細胞を保護したり寿命を延長するカギになります。

有機酸が多く含まれている果物をとるのがよいでしょう。

もう一つは食事の量を控えめにすることです。

昔から食事は腹八分目といわれていますが、その健康効果は科学的に証明されています。

身体には飢餓状態が続いても生命を保つために働く「長寿遺伝子」(サーチュイン遺伝子‥2000年に米国・マサチューセッツ工科大のレオナルド・ガランテ教授が発見)が眠っています。「25%のカロリー制限」や「空腹感」が長寿遺伝子を活性化させるスイッチの役割をし、長寿遺伝子がつくる酵素が働いてミトコンドリアを増やします。その結果、細胞内の異常なタンパク質や古くなったミトコンドリアを除去し、新しく生まれ変わる「オートファジー」機能を働かせます。また活性酸素除去、細胞修復、脂肪燃焼、動脈硬化や糖尿病の予防、認知症など、さまざまな老化要因を抑えて身体を若返らせ、健康寿命を延ばしてくれます。

2011年金沢医科大学の研究では30~60代の男性4人に一日に必要なエネルギー量からカロリーを25%制限した食生活を続けた結果、長寿遺伝子が活性化することを立証しました。わずか3週間でも長寿遺伝子がつくる酵素の量が1.4~4.6倍に増加し、7週間後では4.2~10倍も増加することが裏付けられたのです。

健康長寿のための食事術

食事は 25%カット

長寿遺伝子を活性化するには食生活のカロリー制限が必要。必要なエネルギー量の25％程度をカットする。

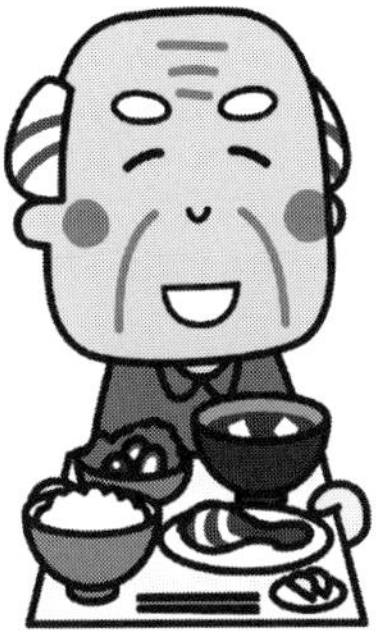

よく噛んで ゆっくり食べる

早食いはミトコンドリアへの負荷がかかる。よく噛んで食べると少量の食事でも満腹のサインが脳に伝わり食欲が抑えられる。内臓脂肪の分解を促進し、脳が活性化する。唾液の分泌が増え消化を助ける。

糖質はなるべく減らす

炭水化物を減らし野菜を増やす。満腹感を得られ、ビタミン、ミネラル、食物繊維が摂取でき、栄養バランスもよい。

また、食事をすると血糖の上昇を抑えるために分泌されるインスリンが働くと「長寿遺伝子」やミトコンドリアのオートファジーの働きがシャットダウンされることもわかりました。

ですから少しお腹が空いていても間食は我慢したほうがよいのです。

食事はミトコンドリアのＡＴＰ産生能の高い朝と昼に重点をおき、産生能の低い夜は控えめに、睡眠中は最も長寿遺伝子が働きやすい時間帯なので寝る前の食事やアルコール摂取は控えましょう。

飽食は長寿遺伝子の敵であり、ミトコンドリアにとっても過度の栄養がＡＴＰの需要を超え活性酸素を増やします。最大の抗酸化栄養素である海草類や緑黄色野菜、果物の摂取を心がけましょう。ミトコンドリアを増やすためには、食事は控えめにすることです。

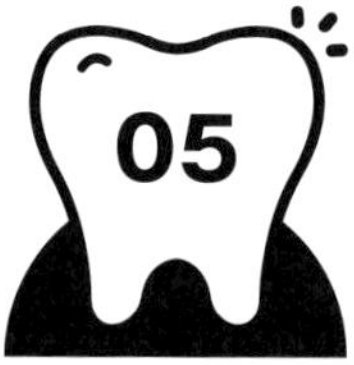

とり過ぎてはいけないカルシウム

小峰一雄

カルシウムは人間の活動にとって非常に大切なものです。骨や歯を強く丈夫にするだけでなく、脳や神経の働きを助け心臓や腸をリズミカルに動かしたり、筋肉の働きを滑らかにします。

特に女性の場合、骨からカルシウムが溶け出すのを抑える役割を果たしていた女性ホルモンの一種、エストロゲンが閉経後減少し、急激に骨密度が低下して骨粗鬆症になりやすくなります。

我が国における骨粗鬆症の対策は、不足したカルシウムを補うためにカルシウムを多く含む食べ物を積極的にとるように指導しています。しかし、近年の研究ではカルシウムを多くとればとるほど、骨折したり骨粗鬆症になるリスクが高いことがわかっています。

世界一の牛乳消費国であるノルウェーは、骨粗鬆症の発生率が日本の約5倍です。牛乳にはカルシウムが多く含まれ吸収率が高いはずなのですが、骨粗鬆症が多いのです。このカルシウムと骨粗鬆症の発生率の関係を無視するわけにはいきません。

なぜカルシウムのとり過ぎが骨を弱くするのか、それには理由があります。とり入れたカルシウムは、一度血液中に入ります。血液中ではカルシウム濃度を一定に保つ働きがあり、余剰になったカルシウムは細胞に送られます。カルシウムは細胞内に溜まっていきますが、自力で細胞の外には出ることはできません。血液中に排出できないため、カルシウムが十分あるにもかかわらず、血液中のカルシウムが不足するという現象が起こります。そのため、身体は不足しているカルシウムを骨から溶出させるので、骨がもろくなってしまうのです。

細胞内にカルシウムが増え過ぎると、身体は細胞内の濃度バランスをとるため、水分をとり込み始めます。すると細胞が膨れ上がり弾けて破れると細胞の外に出たカルシウム同士は結びつき、結晶化した状態で臓器に沈着します。腎臓に溜まれば腎臓結石、胆のうでは胆石、脳細胞で石灰化するとアルツハイマー病、目の水晶体に入れば白内障、筋肉では肩こりや腰痛の原因になります。白内障になる人は、紫外線の強い沖縄よりも北海道のほうが多いようです。どうやら白内障の原因は紫外線よりも乳製品に含まれるカルシウムにあるのではないかと考えられます。

さらに結晶化したカルシウムは、血管内の壁にこびりついて血管を狭くします。これが粥状アテロームと呼ばれるものです。一般的に粥状アテロームは、血管の内膜を覆う血管内皮が何らかの理由で傷つけられ、白血球の一種であるマクロファージが内膜に染み込んだ血液中のコレステロールをどんどんとり入れてつくったものだといわれています。

ですが、これは大きな誤解です。アテロームの正体は、なんと95%がカルシウムからなり、コレステロールはたった５％にすぎないのです。

それならば何もコレステロール値にこだわらなくてもよいと思われるでしょう。その通りです。加齢とともにコレステロール値が高くなるのは、身体の機能を維持するために必要だからです。コレステロールは、まずＤＨＥＡ-ｓ（デヒドロエピアンドロステロンサルフェート）という中間物質をつくり、次にステロイドホルモン、さらに性ホルモンをつくる材料になります。閉経後の女性のコレステロール値が急激に上がるのは、大幅に減った女性ホルモンをつくるためです。

大切な働きがあるコレステロールなのですが、高コレステロール値を下げるための降下剤を飲み続けると、ミトコンドリアの機能障害、やる気の減少、筋肉の低下が起こりリスクを伴います。

実際は、コレステロールの値は高いほうが長生きをする傾向にあります。コレステロールの中間物質ＤＨＥＡ-ｓは長生きできる指標「長寿マーカー」と呼ばれています。

長寿で有名だった双子の姉妹もコレステロールは高かったそうですが、動脈硬化を起こすことなく最後まで血管がしなやかだったことがわかっています。問題はコレステロールではなく、カルシウムなのです。

95％もあるカルシウムを出すにはマグネシウムが必要です。マグネシウムは細胞の外に出るときに、カルシウムを一緒に押し出すポンプの働きをしてくれます。するとカルシウムが滞りなく体内を巡るようになりカルシウム不足の状態を回避できます。そうなると、カルシウム濃度を薄めるた

粥状アテロームとカルシウム

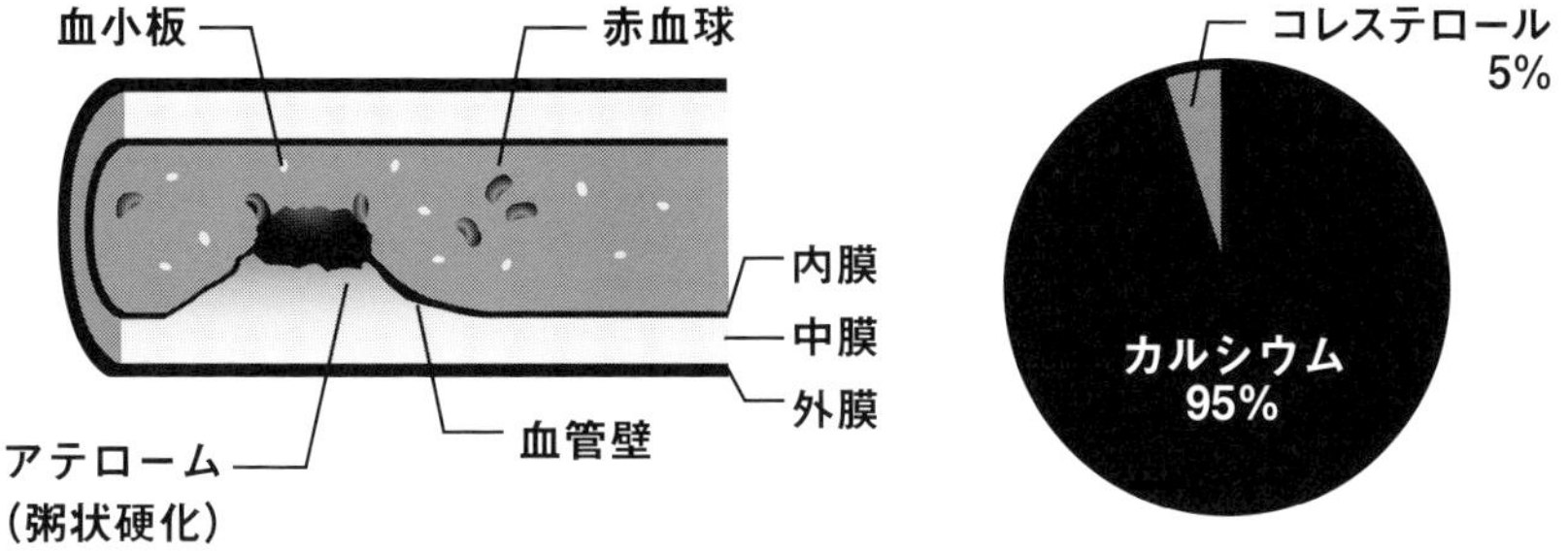

海外の文献では、「30歳まではカルシウムをとり30歳を過ぎたらマグネシウムをとるように」と書かれているものもある。人間に必要なカルシウム量は10〜10.7mg/dl。8.8mg/dl以下はむし歯に、12mg/dl以上になると歯周病のリスクが高くなる。

めに溜め込んでいた水分も放出され、５〜６％分の体重が減少するといわれています。

マグネシウムは、ワカメ、ひじき、めかぶ、海苔などの海藻類に多く、天然の岩塩にも含まれているので積極的にとりましょう。

カルシウムが不足すると、歯はもろくなり、むし歯で溶けた歯を石灰化できず、むし歯が進行します。反対にカルシウムが多過ぎると、口の中に溜まり始め、歯垢や歯周病菌の死骸を石灰化して歯石をつくり出します。その状態以上に過剰にカルシウムをとると、骨や歯からカルシウムが溶け出します。その際、身体の骨格の骨よりも先に顎の骨が溶け始めるので、顎を支えている歯槽骨が弱くなり歯がグラグラになってしまいます。これも歯周病になる要因です。むし歯予防にはシュガーコントロールまたは血糖値コントロール、歯周病予防には糖質制限と適度なマグネシウムが有効と考えています。

06

分子整合栄養医学療法で根本から解決

小川　優

当歯科医院では、自律神経の偏りや免疫力を把握するだけではなく、分子整合栄養医学療法を取り入れています。分子整合栄養医学療法とは、栄養素（適切な食事やサプリメント）を用いて細胞の働きを向上させ、さまざまな病気を治す治療法です。

まず60項目の血液検査や尿検査などのデータから、身体の60兆個の細胞を構成する分子の乱れを分析します。その結果をもとに、治療目的によって異なりますが、栄養素の最適量（至適量）を算出し、食事指導と必要な栄養素を一人ひとり個別に分析し処方します。

厚生労働省の栄養素の推奨量は欠乏症を予防するための値であり、歯周病などの治療や全身の健康増進のために必要となる最適量とは異なります。必要な栄養素の最適量を食事からだけでとるには難しい量です。治療などの目的や個々人によって大きく異なるため、サプリメントで調整したり、ときには点滴も活用します。

なぜ歯科医院で分子整合栄養医学療法を行うのかというと、歯科領域におけるトラブルは口の中だけに原因があるのではなく、口の中の症状と身体全体の症状は相互に関係しあって起きているからです。身体全体を考えて必要な栄養素を処方すると、口の中の症状も改善されていきます。

たとえば、全体的に元気がなく葉に弾力がない植物に水や肥料を与えても、元に戻らないことがあります。そういう場合は根腐れを起こしているかもしれないので、根についた土をほぐしながら変色した根や腐っている根を切り落とし、葉や茎を切りそろえる処置をして待つことが必要です。

これと同じように、根本的な問題を改善しない限り、身体の異常は変わらないのです。

身体の細胞（分子）が元気（正常）になり免疫力が高まり、病気に負けないように細胞にとって最適な環境をビタミン、ミネラル、アミノ酸、必須脂肪酸、酵素、ホルモンなど人体に存在する天然の物質を利用して回復させる必要があるのです。

さらに歯科医院が分子整合栄養医学療法に適している理由があります。

口腔は、栄養面や生活習慣の改善による変化が最も早く目に見えて現れる部位だからです。皮膚などの組織に比べて、口腔粘膜は新陳代謝が速く、その周期は、皮膚は28日以上要するのに対して口腔粘膜は数日です。代謝周期が早いので栄養状態の変化が現れやすく、しかも口腔粘膜の状態は口を開ければ簡単に確認できます。

その結果、歯科治療の効果が上がるだけでなく治癒までの期間も短縮します。歯周病の再発防止のほか、インプラント治療後の良好な状態を保ち、口腔のみならず全身の健康にもつながります。

ただし栄養療法の効果は、口の中の環境で左右されます。口の中に有害な歯科金属があると、それらが体内に蓄積することで栄養療法の効果が出にくくなります。アマルガム（水銀）や歯科金属が使われていると、ミネラルの輸送障害を引き起こし、マグネシウムの働きは期待できません。これは歯科医師だからこそできる取り組みです。

たとえば亜鉛不足の口腔内には、味覚障害、食べ物が舌に染みる、唾液が出にくく口腔が乾燥しやすい、舌炎、舌に違和感がある、口臭が気になるといった症状が現れます。

身体全体の症状としては、風邪をひきやすい、洗髪時に髪が抜けやすい、食欲不振、肌が乾燥しやすい、傷の治りが悪く痕が残りやすい、爪に白い斑点がある、味覚や嗅覚が鈍い、性欲減退、皮膚が弱く炎症、湿疹ができやすいなどです。また患者さんの食生活は糖質・飲酒量が多いのが特徴です。

この場合「味覚障害＝亜鉛不足」と思い込んで、亜鉛を処方しがちです。ところが亜鉛を処方されても改善しない患者さんを歯科医師が診てみると、歯科金属のトラブルによる味覚障害によるものであると、専門医ならではの判断ができるのです。

歯科医師が行う分子整合栄養医学療法のメリットは、早期に口の中の状態を診断し、身体を構成する細胞の働きを向上させ、身体全体を活性化させて自らの力を活用した根本治療を目指せることです。ただし治療は健康保険外で、治療には個人差があり、改善に時間がかかる場合もあります。

栄養不足による口の中の症状

タンパク質の欠乏

- 唾液が少ない
- 口が渇きやすい
- 舌が浮腫やすい
- 舌に歯の圧痕がつく
- 歯茎や歯が弱い
- 歯周病の悪化
- 細菌やウイルスに感染しやすい（カンジダ症など）

タンパク質を多く含む食材

肉、魚、卵、チーズ
大豆、ナッツ類など

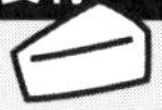

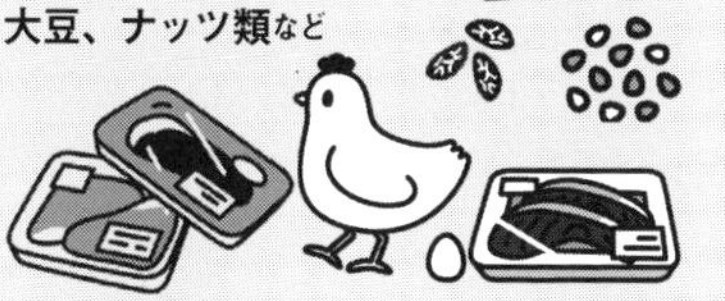

ビタミンB群欠乏

- 唾液が少ない
- 口内炎ができやすい
- 粘膜が荒れやすい
- 舌炎になりやすい
- 口角口唇炎になりやすい

ビタミンB群を多く含む食材

豚肉、ニンニク
葉野菜など

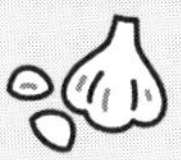

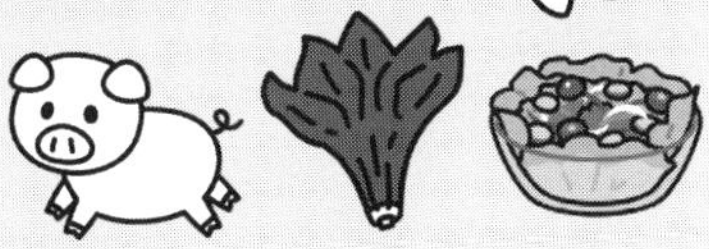

亜鉛欠乏

- 味覚障害
- 食べ物が舌に染みる
- 唾液が出にくい
- 口腔が乾燥しやすい
- 舌炎、舌に違和感
- 口臭が気になる

亜鉛を多く含む食材

牡蠣、レバー、卵
ナッツ類など

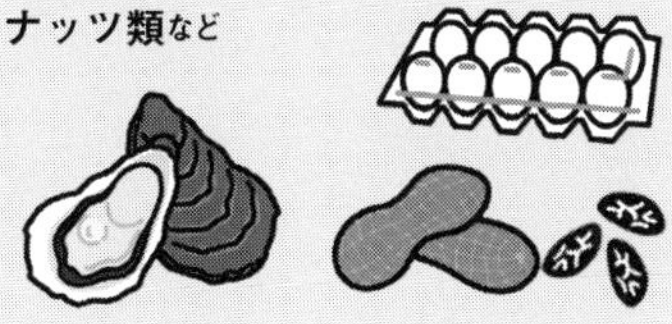

鉄分欠乏

- 歯茎からの出血
- 口角口唇炎
- 知覚過敏症状がある
- 嚥下障害
- 舌炎
- 顎関節に違和感や痛み
- 歯磨き時に嘔吐感

鉄分を多く含む食材

豚肉、牛肉、レバー
赤身魚、卵、納豆など

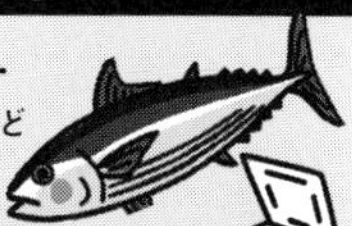

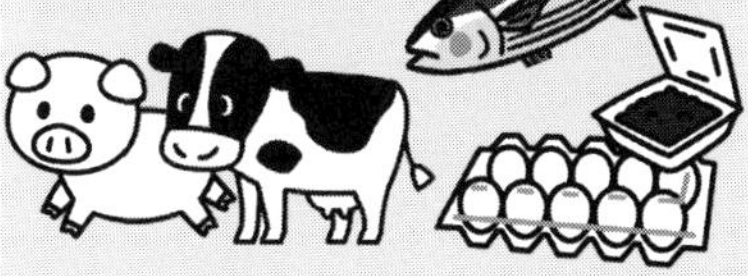

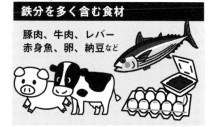

臨床報告

骨粗鬆症と分子整合栄養医学療法による白血球の変化

日本自律神経病研究会にて報告（2019.3.31）　小川　優

主訴は下顎の奥歯がなくてよく噛めず、咀嚼機能回復のためにインプラント治療を希望した患者さんです。血液検査や尿検査の結果、好中球の比率が高く交感神経緊張状態が強い状況で、骨質は硬く血流は悪いようでした。

骨粗鬆症により週一回ビスフォスフォネート製剤を服用中でしたが、インプラント治療を行うには薬剤の影響が強く骨代謝が悪いため、薬の服用を中止しました。

ビスフォスフォネート製剤を服用していると、検査では骨吸収を抑制するため、骨の代謝マーカーである酒石酸抵抗性酸性フォスファターゼＴＲＡＣＰ‐5b（Tartrate-resistant Acid Phosphatase5b）も、骨形成マーカーであるオステオカルシン（ＯＣ：Osteocalcin）も低値となり、骨代謝が抑制状態にあることがわかります。またオステオカルシンは、ビタミンＫが欠乏すると低カルボキシル化オステオカルシン（ｕｃＯＣ：undercarboxylated osteocalcin）となり骨基質にとり込まれず血液中に放出されるので骨のビタミンK不足を反映します。ｕｃＯＣの増加は骨代謝などに対する機能低下を示し、ｕｃＯＣの高値は骨粗鬆症による大腿骨頸部骨折のリスクが高いと考えられています。

さらに歯科でのX線写真から、顎骨の皮質骨や骨髄の状態は代謝異常があると推測されました。

そこで骨代謝を改善させる栄養療法を約4カ月間実施。ucOCが高値のためビタミンK600μg、ビタミンD1，200IUの処方により血中ucOCは改善しました。また良好な骨代謝における骨のコラーゲン産生のため、タンパク質、ヘム鉄、ビタミンC、カルシウムとマグネシウムを処方。すると、インプラント手術前の血液検査でリンパ球比率がよくなり自律神経のバランスがよくなりました。手術翌日には、78・5%と好中球が増加してリンパ球が低下しました。顎骨インプラント手術の範囲でも非常に自律神経に影響があり交感神経緊張状態にあることが示唆されました。

口腔の健康は全身の健康を守ることになり、バランスのよい食事や適度な運動で、骨量の減少による骨折が起こらないようにすることが重要です。

上・下顎インプラント治療前後の血液検査

		白血球数	赤血球数	ヘモグロビン	ヘマトクリット	血小板	好中球	リンパ球
2001/03/01	初　診	7,700	360	10.4	33.2	23.2	75.0	18.0
2001/07/09	下顎術前	4,400	382	12.0	36.8	16.1	47.8	40.8
2001/07/01	術後　1日	10,700	378	12.0	38.2	15.8	78.5	17.0
2001/07/18	術後　1週間	4,400	391	12.6	37.2	17.6	45.2	44.1
2001/09/24	術後　2.5ヵ月	3,300	361	11.6	35.8	19.7	46.9	40.2
2001/09/26	上顎術後	10,100	333	10.7	33.6	17.3	81.0	11.0
2001/09/27	術後　2日	9,500	308	9.9	31.2	16.7	78.8	12.4
2001/12/03	術後　2ヵ月	4,600	366	12.0	36.8	17.7	58.8	30.9
2002/03/15	術後　6ヵ月	4,400	391	12.7	38.4	19.8	46.5	38.9
2002/07/23	術後　1年	4,400	390	12.7	37.9	16.7	50.7	38.5
2003/06/18	術後　2年	3,400	369	11.8	36.4	17.5	42.9	45.4
2004/02/23	術後　3年	6,100	398	12.8	38.8	16.9	64.8	25.7
2005/06/06	術後　4年	4,400	394	12.5	39.2	18.0	39.3	47.7

単位は白血球数/μℓ、赤血球数は万/μL、ヘモグロビンはg/dℓ、ヘマトクリット、血小板、好中球、リンパ球は%。

07

常在菌との共存に最適な食物繊維

永野剛造

交感神経が緊張状態にある人にとって、リンパ球を増やす方法の一つに食事があります。食べることは緊張をほぐし、副交感神経優位の状態にしてくれます。この状態を長く続けるには、食事の時間を長くすること、食べ物の消化時間を長くすることです。

それには意識して食物繊維をとることです。食物繊維は咀嚼する回数が増えるだけではなく、腸内での消化分解には長い時間が必要なので、免疫力を上げるための最適の食べ物です。果物や海藻類などに多い水溶性のものと、豆類、穀類などに多い非水溶性のもの、それらをバランスよく、またゆっくりと時間をかけて食事をすることが大切です。

日本人にとって食物繊維は、生活のなかに密着している食べ物です。狩猟採集生活の時代は木の実やキノコなど、農耕生活の時代は玄米や雑穀など、隣接する海からは海藻などと、長い歴史を通してずっと食物繊維とつながりの深い食事をとり続けています。

そのため日本人の腸は独特で、食物繊維を餌にして発酵を行う腸内細菌が多くすみ、さまざまな代謝物を生み出していることだけでなく、海藻を分解できる腸内細菌叢は日本人の腸特有のものであることがわかっています。しかも日本人には、「酪酸」などの免疫をコントロールする物質をつくり出す腸内細菌が多いという特徴があるそうです。

酪酸は短鎖脂肪酸の一つで、腸内細菌が食物繊維を分解することによって産生されます。短鎖脂肪酸は大腸粘膜のエネルギー源で、大腸粘膜にあるセンサーを刺激して腸管の蠕動運動を促します。また小腸や大腸の上皮細胞の増殖（新陳代謝）、腸管の粘液の分泌や水やナトリウムの吸収、結腸の粘液分泌を促す働きがあります。腸の中の便と腸管壁の間にある粘液層に粘液が分泌されると、便が粘液にコーティングされ、滑りやすくなり、スムーズに腸内を移行することができ、腸管壁に直接触れないので、便の中の細菌が腸管壁から侵入するのを防ぐバリアになっています。短鎖脂肪酸は腸の健康になくてはならない成分なのです。

短鎖脂肪酸の不足は軟便や下痢になり、粘膜によるバリア機能が失われ病気にかかりやすくなります。また便に、尿や卵の腐敗臭、汗を吸った武具のような臭いがある場合は食物繊維の不足です。病気を予防するには食物繊維などを摂取して、短鎖脂肪酸の産生を維持することがとても大切です。

近年、これまであまりみられなかったアレルギーや自己免疫疾患、潰瘍性大腸炎やクローン病が増加傾向にあります。これは食生活の欧米化による食物繊維の不足、脂肪のとり過ぎ、過剰なアルコール摂取などの他に、食品添加物、消毒剤、抗生物質やＰＭ2.5などの環境因子が問題となって腸内の免疫が暴走し、また暴走を止める免疫細胞を働かせる成分がつくられないのが原因であるといわれています。

しかし果たして食生活や環境だけが原因なのでしょうか。

とかく腸内細菌や産生物が注目されていますが、身体全体からみれば、脳と腸には相関関係があり、自律神経がコントロールしていることです。腸内で悪玉菌と善玉菌のバランスが崩れて有用な代謝物を産生していないのは自律神経が関係しているのではないかと考えています。

腸にある神経細胞は迷走神経で脳とつながっていて、腸は脳と深く関わりを持ち互いに脳内物質（ドーパミンやセロトニンなど）でもやりとりをしていることがわかっています。

これは腸が自律神経と関係していることを示しています。交感神経が緊張すると腸が緊張し便秘になり腸内細菌までも緊張するため、代謝分泌物が低下し悪玉菌が増加する、副交感神経が優位になると排泄が促進され、腸内細菌はさまざまな代謝物を分泌していきます。

腸内細菌は、私たちよりもはるか昔から生きている微生物です。世代を超えて身体の中で脈々と命をつなげて進化し続けている生命です。

食物繊維をとり自律神経のバランスを整えれば、現代の食生活に見合った代謝物をつくり上げていく可能性は大きいと考えます。このように考えるのが自然ではないでしょうか。

腸は最大の免疫器官（腸管免疫）

腸は食べ物と一緒に病原菌やウイルスなどが常に入り込んでくる部位で、外界と最も密接に接する臓器のため、７割もの「免疫細胞」が集まっている。

小腸の壁の一部にある平らな部分、「パイエル板」が中枢となって、たくさんの免疫細胞が腸壁のすぐ内側に密集して、外敵の侵入に備えている。パイエル板表面には、腸内を漂うさまざまな細菌やウイルス､食べ物のかけらなどの「異物」を､腸壁の内部（体内）にとり入れる入り口がある。そこからとり入れた「異物」を、内側に密集する大量の免疫細胞に触れさせ、有害で攻撃すべき敵の特徴を認識させている。

ここは免疫細胞の戦闘能力を高めるための特別な「訓練場」である。訓練を受けた免疫細胞は腸で防御するだけでなく、血液にのって全身にも運ばれ、体の各部位で病原菌やウイルスなど敵を見つけると攻撃する。腸は「全身の免疫本部」なのである。

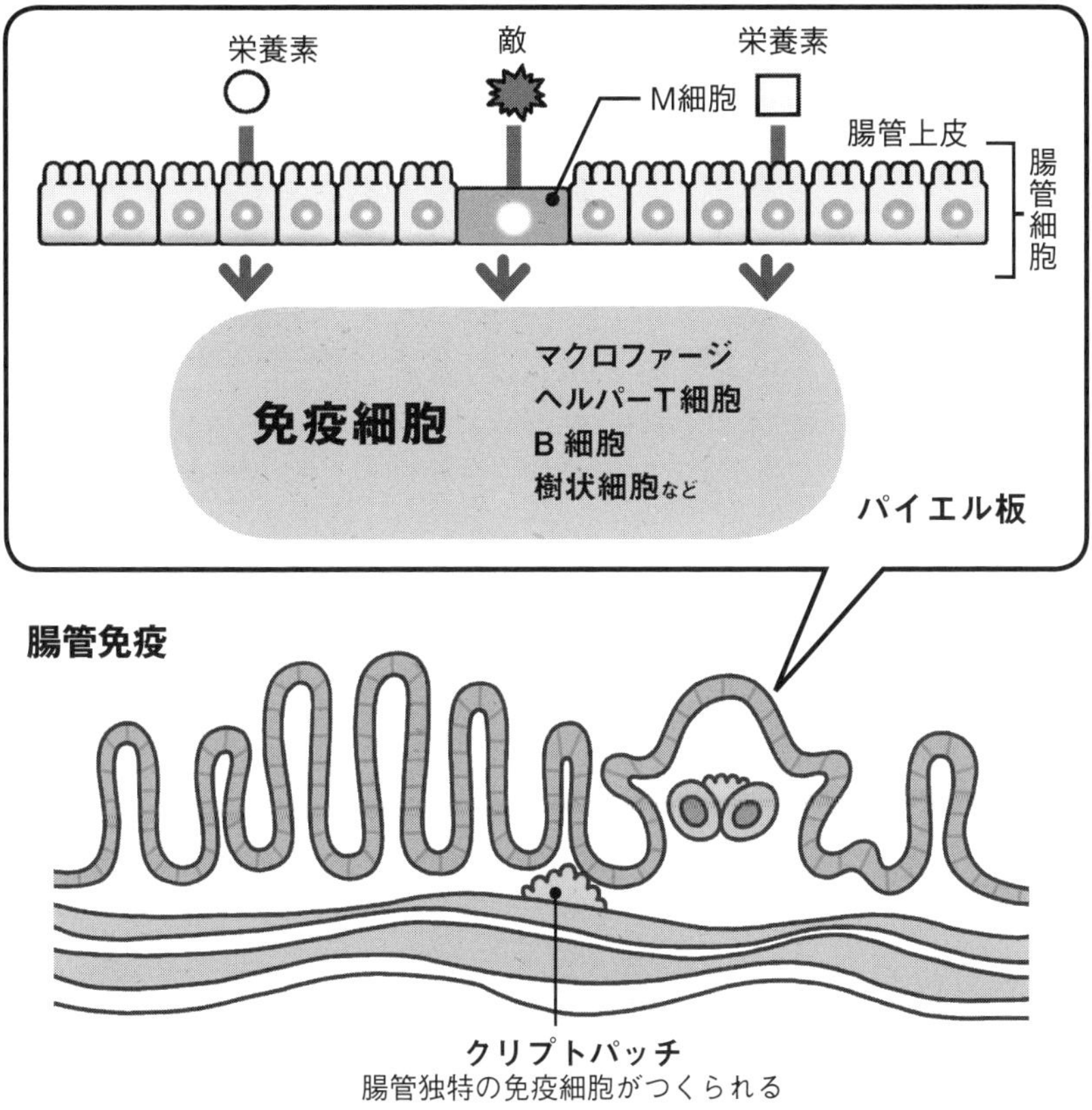

08

身体の体質を変える 菜食のすすめ

小峰一雄

歯科医師として患者さんにむし歯の原因を説明し、ドックベスト療法を施しても、むし歯の治らない人が一割ほどいます。それは酸性体質の人です。酸性体質にはそもそも自然治癒力が働いていないのです。

そこで、酸性体質をアルカリ性体質に変える必要があります。それにはミネラルをたくさんとることです。ミネラルの豊富な食べ物は野菜と果物です。しかし果物には糖質の問題があるので、食事の中心は野菜になります。

一番のおすすめは生野菜サラダで、緑の葉野菜を中心にとりましょう。それにぜひとも加えてほしいのが、パセリ、コリアンダー（パクチー）、ディルなどの香りの強い野菜です。香りの強い野菜は、ビタミンとミネラルのバランスがよく、特にコリアンダーにはヒ素や重金属を解毒する働きがあります。ヒ素は農薬などに含まれる成分で身体の中に溜まっていますが、それを排泄してくれるのです。

同じ野菜ならば、野菜ジュースやスムージーを飲んでもいいのではと思う人がいるかもしれませんが、これらは咀嚼をしないため、唾液とは混ざりにくいので、私は推奨していません。

野菜は咀嚼して唾液と混ぜ合わせることが重要です。唾液に含まれる酵素には栄養を分解する作用があり、咀嚼することで野菜に含まれるミネラルの消化吸収がよくなるので、歯でよく噛んで食べることが大切なのです。

また生野菜をすすめる理由は、栄養が失われていないからです。栄養は、加熱するとなくなったり茹でると流出したりするのですが、生野菜ならば栄養をそのままとることができます。

市販の野菜ジュースは加熱処理をしていますし、冷凍野菜は生のまま冷凍すると解凍したときに栄養が壊れてしまうので、必ず一度茹でる処理をしています。ですから私のおすすめは生野菜サラダ、なかでもニンニクと玉ねぎをおすすめします。

食事する際には食べる順番も大切になります。最初に生野菜から食べることです。

野菜から食べると食物繊維が最初に消化器官に入るので、血液中の糖の吸収が緩やかになります。また血糖値の急上昇も抑えられ、むし歯予防にもつながるのです。

そうかといって、ただ野菜を食べればよいというわけではありません。いくら野菜を食べても砂糖を断たなければ意味のないことがわかっています。

東京大学の実証実験では、およそ15秒に一回の割合で内容物を腸へ送り出している胃の収縮運動が砂糖をとることによって止まること、またチューブで直接、小腸へ糖分を流し込んだ実験でも胃の運動が停止したことが報告されています。

これは「糖反射」と呼ばれる身体の反応です。

この糖反射は角砂糖5分の1、キャラメル4分の1個程度の量、わずか15ccの糖液で起こっています。胃に入った糖分は、唾液や胃液で薄められますが、濃度が5.4％以下という体液と浸透圧が等しい等張液になって初めて消化吸収されるので、その間、数十分から一時間以上の停滞が起こるとされています。

もし食前に甘い物を食べてしまったら、後からとった野菜も、糖反射の影響を受けて消化されずに胃の中に留まることになります。つまり砂糖をとると、野菜は消化されず、野菜に含まれるビタミンやミネラルが身体に吸収されなくなってしまうのです。

そんな状態で次から次へと食べていたら消化不良を起こすだけではなく、必要な栄養素を吸収できず栄養不足になってしまいます。

継続的に続くと胃に食物が長く残ることによる膨満感、食欲不振、腸内で他の栄養を十分に吸収できなくなったり、胃酸過多による胃炎や胃潰瘍など、身体に大きな負担がかかります。その仕組みは完全に解明されていませんが、糖分は細胞を囲むと、絶縁物質となって神経信号の伝達を阻害していると考えられているからかもしれません。

糖分には気をつけましょう。

黒ニンニクのつくり方

手づくり黒ニンニク

黒ニンニクはニンニクを発酵、熟成させたもので、ポリフェノール、シクロアリイン、S-アリル-Lシステイン、ピログルタミン酸などの成分が生ニンニクの数倍も含まれている。疲労回復、風邪予防、精力や免疫力アップが期待できる。

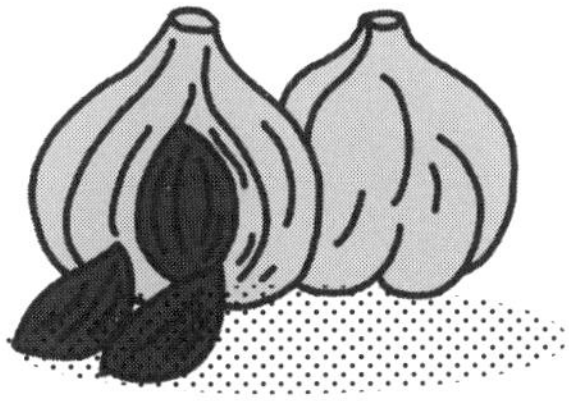

材　料

・皮付きニンニク（バラでも可）好みの量
・キッチンペーパー　少し

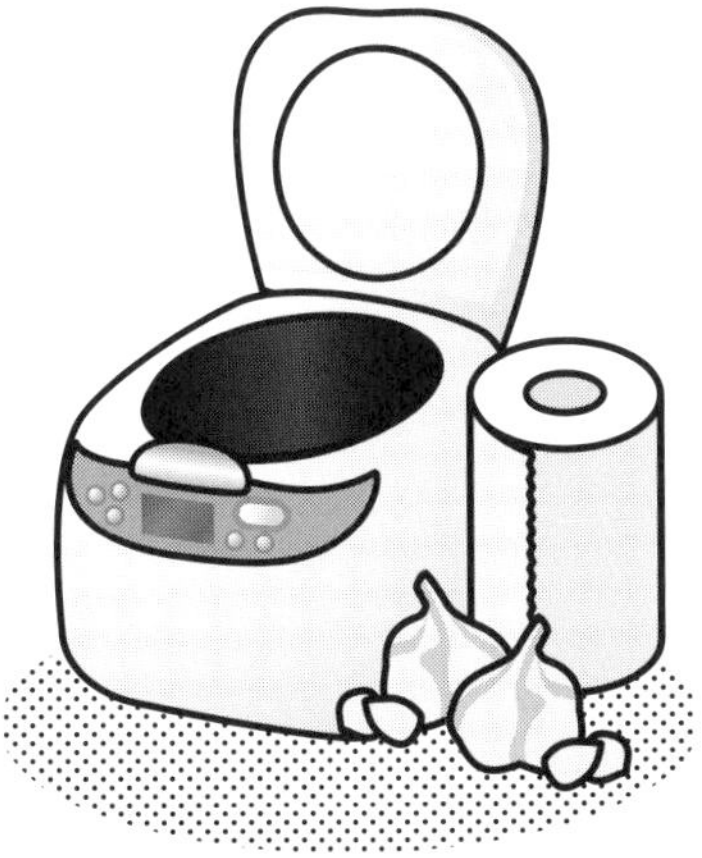

つくり方

❶ 水分が少し出るので、炊飯器の釜の中にキッチンペーパーを敷き、その上にニンニクを皮付きのまま並べる。さらにその上にキッチンペーパーをかぶせる。

❷ 炊飯器の保温ボタンを押す。

❸ 途中ムラが出ないように何度かかき混ぜる。

❹ 10〜14日間ほど炊飯器の中に放置して、できあがり。

黒ニンニクをつくっているときは、炊飯器が使えないので専用炊飯器があると便利。つくり始めは、部屋が臭くなるので注意しましょう。

生ニンニクは、成分であるアリシンの殺菌力によって腸内のビフィズス菌などを殺してしまうため、食べ過ぎると胃腸障害を起こすことがある。一方、黒ニンニクは発酵によりアリシンがほとんどなくなり、臭いも消える。
ニンニクの栄養価はとても高く、土壌の栄養価をすべて吸い取ってしまうので、収穫後3年間は畑では何も育たないほどだといわれる。

09

ミトコンドリアを活性化させる食べ物

小川　優

身体は加齢とともにあらゆる機能が衰えていきます。これはミトコンドリアに関しても同じで30代以降になると、ミトコンドリアの数は減り、機能が衰え始めます。

ミトコンドリアは、エネルギーを生み出す際に、環境から受ける外的ストレス（紫外線、多量の放射線、大気汚染物質、薬剤など）や細胞内で生まれる熱や活性酸素によって細胞膜や細胞の構成因子、ミトコンドリア自身の遺伝子が傷つき、長い年月の間に劣化していきます。変形や肥大したミトコンドリア、エネルギー産生能力だけでなく、活性酸素の処理能力も低下した質の悪くなったミトコンドリアが増えてきます。

本来ミトコンドリアには自分自身を制御するアポトーシス（細胞の自殺）やマイトファジー（ミトコンドリアの選択的な分解除去）の機能が備わっているので、古くなったミトコンドリアやダメージを受けたミトコンドリアが壊され、新しいミトコンドリアがつくられていくはずです。

ところが年齢を重ねると、この機能も思うように働くことができなくなってしまいます。

心臓、脳神経や卵子、肝臓など、熱エネルギーが必要な部分は、ミトコンドリアが多く細胞分裂が抑制されています。こうした細胞がダメージを受けると大きな損傷が起こってしまいます。脳では古くなった細胞や機能低下した細胞、損傷した細胞が排除され過ぎるとアルツハイマー病に、反対に排除できずに蓄積していくとパーキンソン病になります。

アポトーシスが起こりすぎても起こりにくくてもがんなどの病気になってしまいます。マイトファジーについても同様です。

健康で長寿を目指すには、ミトコンドリアを元気に活性化させることです。

大切になるのは、いかにしてミトコンドリアの新陳代謝を高め、若くて元気な質の良いミトコンドリアを増やしていくかです。

まず、ミトコンドリアのエネルギー生成をスムーズにさせ、長く使い続けるためには、微量放射線が含まれている食べ物をとることです。地中には花崗岩などの放射性物質があります。地中から栄養素をとり入れて育つ野菜や果物は放射性物質を吸収しています。また地中から海中に放射性物質は流れ込んでいるので、海藻はそれを吸収しています。

野菜や果物、玄米などの未精製食品や海藻はカリウム40という自然界の放射性物質を多く含んでいます。カリウム40は身体の中で1秒間に約4，000回の放射線を出し、カルシウムに変化していきます。野菜や果物、海藻をしっかり食べていれば、カルシウムは十分とれるのです。

さらに、食べ物の中のカリウム40はミトコンドリアがエネルギー生成を効率よく行ってくれます。パセリやセロリ、芳香族の香りの強いベンゼン環などの野菜はミトコンドリアでしか処理できないので、ミトコンドリア系のエネルギー生成が働かざるをえなくなります。

香りばかりでなく抗酸化成分もミトコンドリアによい影響を与えています。

赤ぶどうの皮や落花生の渋皮、りんご、アーモンドの皮などに含まれる「レスベラトロール」はカロリー制限をしなくても長寿遺伝子を活性化し、ミトコンドリアの量を増やすこと、烏龍茶に含まれる「ウーロン茶ポリフェノール」はミトコンドリアを活性化させエネルギー生産を高めること、コーヒーに含まれる「クロロゲン酸」はミトコンドリアへの脂肪の摂取を促進し燃焼量を高めることがわかっています。

長寿のお年寄りが好んで食べているマグロや牛肉も、酸素をとり入れるためのヘモグロビンの赤い色をしていて、ミトコンドリアが多く含まれていることを示しています。レバーも鶏の砂肝にもミトコンドリアが多く含まれています。

ミトコンドリアの機能を高めるには抗酸化成分をとってミトコンドリアの機能を補うこと、ミトコンドリアの量を増やすにはミトコンドリアを多く含む食べ物をとってミトコンドリアの原料を増やすことを心がけるといいでしょう。

ミトコンドリアのための食べ物

冷凍シジミ

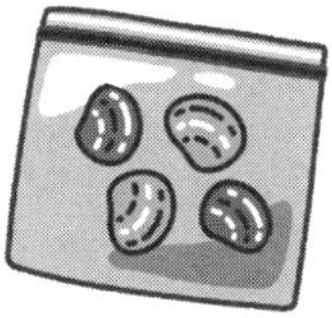

「オルニチン」
シジミに多く含まれるアミノ酸・オルニチンは、ミトコンドリアの中の回路を阻害し、エネルギー生産環境を悪くするアンモニアの分解を促す働きがある。冷凍すると生のシジミの約8倍に増える。

皮つきぶどう・りんご赤ワイン

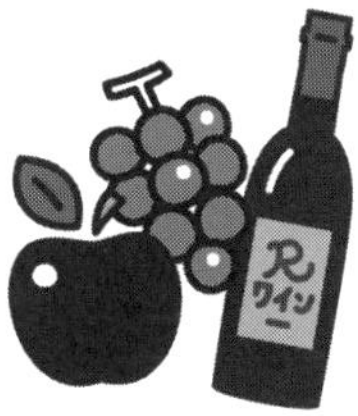

「レスベラトロール」
サーチュイン遺伝子のスイッチをオンにし、活性化し細胞内のミトコンドリアを増やす。細胞内の異常なタンパク質や古いミトコンドリアを除去し新しく生まれ変わる「オートファジー（自食作用）」が働く。細胞の若返りにつながる。

コーヒー

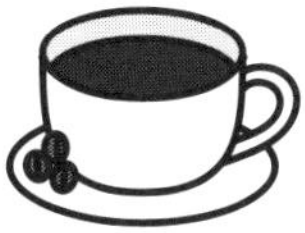

「クロロゲン酸」
コーヒーに多く含まれる成分。ミトコンドリアへの脂肪のとり込みを促し、脂肪の燃焼量を高める。食事から入った脂肪だけでなく、蓄積された脂肪の燃焼にも効果を発揮する。

烏龍茶

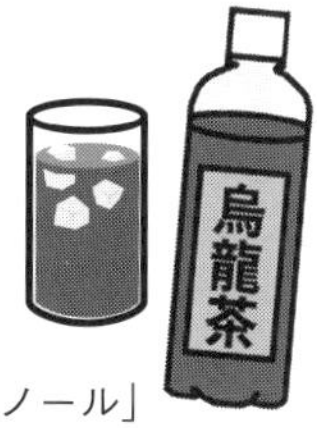

「ウーロン茶ポリフェノール」
ミトコンドリアを活性化させてエネルギー生産を高める効果がある。抗酸化酵素「SOD」の働きを高める効果もある。

ミトコンドリアを増やし、働きを助ける栄養素

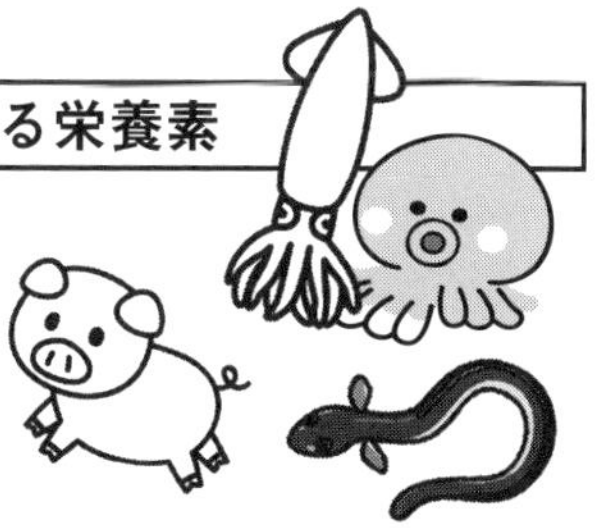

- イカやタコ、貝類などの「タウリン」はミトコンドリアを増やす。
- ウナギや豚肉などに多く含まれる「ビタミンB群」レバーなどに多く含まれる「鉄」は、ミトコンドリアがATPをつくり出すのを助ける。

歯科医師の見分け方3

多忙な歯科医師は避けるべし

人によって価値観は異なります。

歯科医師のなかには、政治家、実業家、大学教員、歯科医師会会長など、本業以外の仕事を兼務する人もいます。仕事を兼務するようになると、「二兎を追う者は一兎も得ず」ということわざがあるように、本業に支障が出ることもあるかもしれません。

歯科医師にとって大切なことは、患者さんの立場になって適切なアドバイスをすることです。

たくさんの経験を積み上げ「治療こそよろこび」と思える歯科医師、技術に特化している歯科医師を選びましょう。

CHAPTER 4

免疫力を上げる生活術

毎日の過ごし方、生き方が
自律神経のバランスや免疫力と深くかかわっています。
生活のなかにちょっとした工夫を取り入れて
健康になりましょう。

01

湯船に浸かって体温アップ

永野剛造

人間は恒温動物です。体内では一定の体温を保ちながら消化酵素をはじめ、さまざまな酵素が順番に働いて生命を維持しています。体温はとても重要な役割を果たしています。

健康な人は「頭寒足熱」といって足が温かく頭に熱がこもらない状態で、脇の下の体温は約36.5℃です。病気や未病の人は、「頭熱足寒」といって頭にのぼせがあり足の指の温度が低い傾向にあります。なかには足の甲と足の指の温度差が2度以上ある人もいます。健康になるには、体温36.5℃を目指すことです。

最も簡単に体温を上げる方法は、お風呂に入ることです。なかにはシャワーしか使わない人もいるようですが、入浴は単に身体の汚れを落とすためだけではなく、心身の疲れやストレスをリセットさせ、くつろぎを与えてくれるすばらしい日本独自の文化です。

温かさを全身に行き渡らせ内部機能を高める温熱効果、身体を軽くする浮力効果、身体を湯船に浸けることで受ける水圧効果、この三つが相乗効果を発揮し筋肉を緩め血行を促します。

温熱効果は血流をよくし、血液によって酸素や栄養素を身体の隅々にまで運び、二酸化炭素や老廃物を回収してくれます。血液中の免疫を担う白血球も運ばれ、体内での監視が行き渡るようになります。血栓溶解酵素プラスミンも増えて血栓を溶かす能力も高まります。

浮力効果は体重を10分の1にし、身体を支えている関節やこわばった筋肉の負荷を減らしてくれます。身体をゆっくり自由に動かせ、筋肉強化、痛みや麻痺のリハビリにも役立ちます。

水圧効果は身体全体に1トン以上の圧力をかけ、血液は心臓に向かって押し上げられリンパ液などの体液の流れもスムーズにします。横隔膜や肺も押し上げられ、呼吸数を増やし空気をたくさんとり入れるように働きます。腎臓も老廃物を処理しようと活発になり尿の出もよくなります。

交感神経優位の人は、熱いお風呂の「カラスの行水」ではなく、39～40℃のぬるめのお湯に10～30分ゆったり浸かって心身をリラックスさせ副交感神経優位に導きましょう。副交感神経優位の人は身体がこれ以上リンパ球を増やしたくないと本能的にお風呂嫌いが多いようです。

お風呂の習慣と白血球

		入浴派	シャワー派	理想値
リンパ球	実数	2,248 ±915	1,901 ±799	2,200～2,800
	%	33.2 ±10.9	25.9 ±9.2	35～41
顆粒球	実数	4,176 ±1,435	5,037 ±1,784	3,600～4,000
	%	60.9 ±11 5	68.4 ±8.7	54～60

2005年6月検査（20～40歳代の日ポリ化工本社社員18人）
入浴派には女性1人、シャワー派には女性2人が含まれる。
（『安保徹の病気にならない三大免疫力』安保徹（実業之日本社）より）

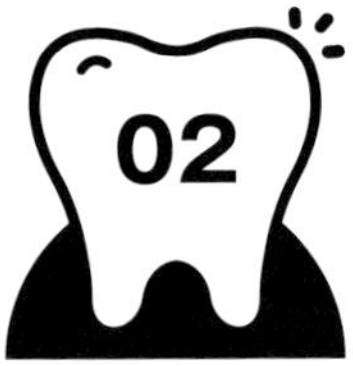

唾液をよく出すエクササイズ

小峰一雄

唾液の分泌量は、成人一日あたり約1.5ℓですが、高齢になると20代の7分の1程度になるといわれています。加齢による唾液分泌量の減少以外にも、おしゃべりする機会が少なくなったり食事がとれなくなったりすると、口腔内の乾燥が進み唾液は出にくくなります。また薬の副作用により、さらに少なくなる傾向にあります。

唾液はさまざまな働きを持っています。

①歯や歯間に付着した食べかすや歯垢を洗い流す自浄作用②口の中の細菌の増殖を抑える抗菌作用③飲食で酸性やアルカリ性に傾いた唾液のpHを中和させるpH緩衝作用④飲食で溶けかかった歯の表面を修復する再石灰化作用⑤酵素アミラーゼがデンプンを分解しやすくする消化作用⑥粘性のムチンが粘膜を保護し、発声をスムーズにする粘膜保護・潤滑作用⑦味覚を感じ、噛み砕いたり飲み込んだりしやすくする溶解・凝集作用⑧上皮成長因子と神経成長因子が傷を治す粘膜修復作用。

これらの働きが損なわれないように、唾液が以前よりも少なくなったと感じたら次のエクササイズをしてみてください。

唾液の分泌量を増やす

①耳下腺

耳のすぐ前、こぶのような骨の出っ張りの下にあるくぼみ。上顎の奥歯あたりの頬に人差し指をあて指全体でやさしく押す。

②顎下腺

顎の内側の軟らかい部分から耳の後ろ下の少しくぼんだ顎骨の出っ張りに指全体をあてやさしく押す。

③舌下腺

顎の先の尖った部分の内側、舌の裏側の付け根部分を下顎から舌を押し上げるように両手の親指で押す。

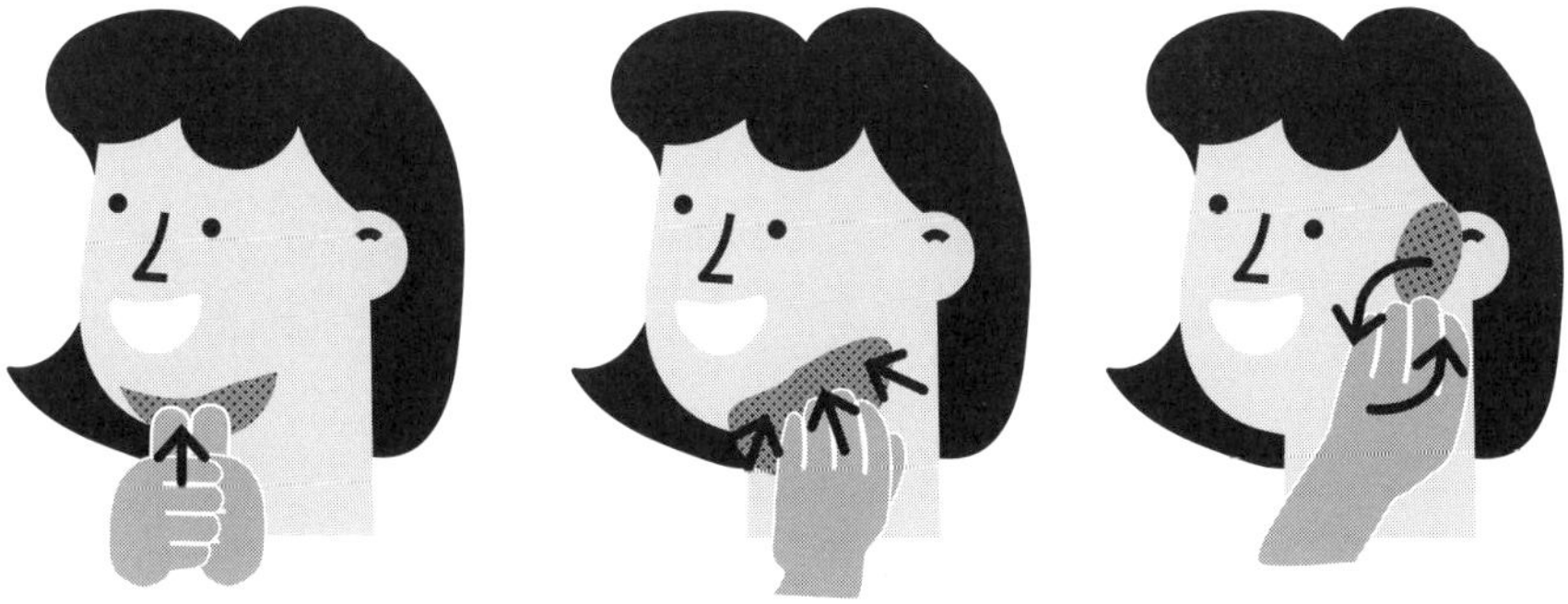

口の中にある、耳下腺、顎下腺、舌下腺という唾液の出やすいポイントを力を入れずに指でやさしく押します。

少し痛いかもしれませんが、押すだけで唾液の分泌が促され、口の中に潤いが戻ります。口臭の予防、口腔乾燥のケア、口の周りの筋肉の緊張を取って口が開けやすくなります。食事の前に行うと唾液の分泌が促進され、むせたり噛みにくくなったりするのを予防できます。梅干しやレモンなどの酸っぱい食べ物を連想するのも効果的です。緊張や口腔状態などにより分泌される唾液は、漿液性（サラサラ）と粘液性（ネバネバ）に変化します。

唾液の分泌量は人工歯の維持にも大きくかかわっています。

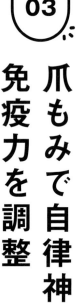

爪もみで自律神経と免疫力を調整

小川　優

私が口腔がんを患ったときに、毎日お風呂に浸かって実践していたのが爪もみです。爪もみは手と足のすべての指を痛いほど押しもむだけの簡単な方法ですが、継続することで自律神経のバランスを整えることができます。なぜなら爪の生え際は、神経線維が密集していて、とても感受性が高く、自律神経のバランスを調える「井穴」と呼ばれるツボがあるからです。

交感神経が緊張状態にある人は、両手両足にあるこのツボを少し痛いくらいに押し、もんで刺激することで、交感神経の緊張を緩ませることができます。また副交感神経優位の人にも、リラックスし過ぎた状態を整えて、自律神経のバランスを理想の状態に調整してくれます。

押しもみをするのは、手足の指の爪の生え際から2㎜ほど下の指のつけ根です。それほど厳密な位置にこだわらなくてもかまいません。片方の爪の生え際をもう片方の手の親指と人差し指で、両側からギュッとつまみます。

私のクリニックではレーザー針を使って刺激していますが、爪楊枝の頭の部分やボールペンの先で刺激してもかまいません。1本の指を10秒間ずつ「イタ気持ちいい」くらいの刺激で強めに押し

爪もみデータ

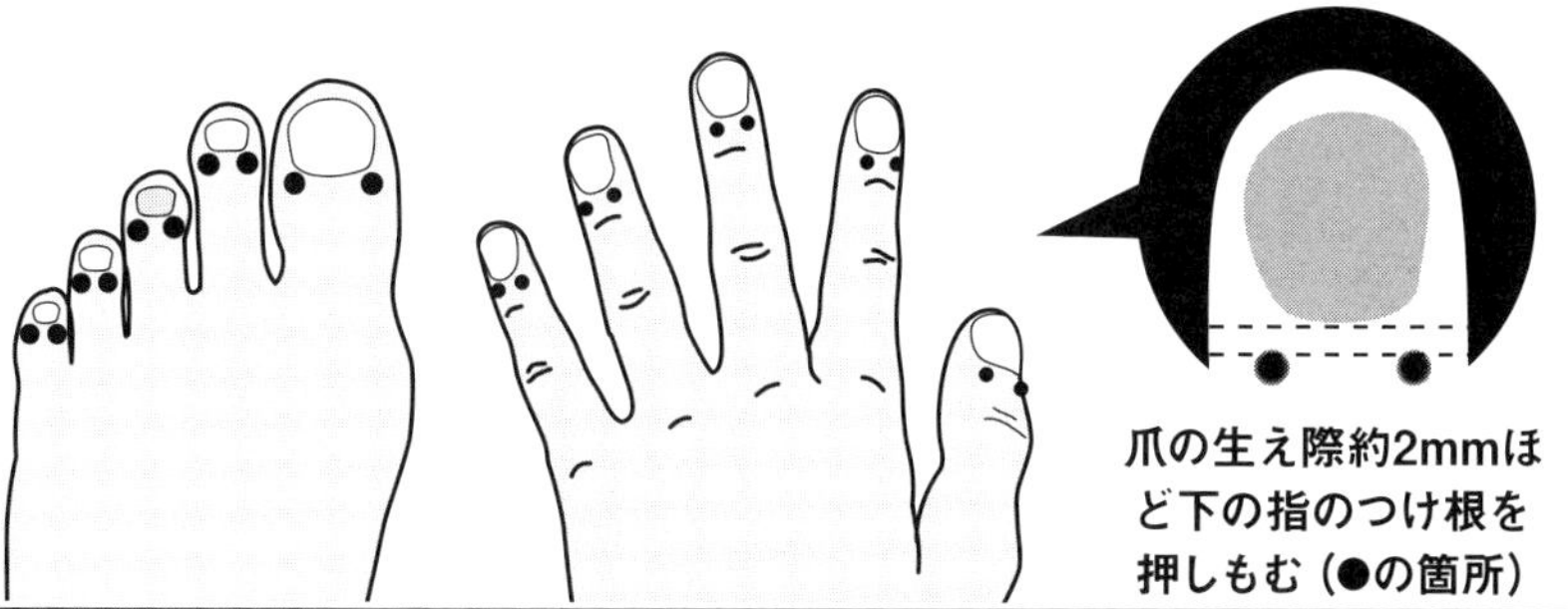

爪の生え際約2mmほど下の指のつけ根を押しもむ（●の箇所）

	薬指を除く4本の指への刺激（9例）	薬指への刺激（10例）	5本指への刺激（12例）
白血球数（個/mm^3）	5,500→5,900	5,600→6,200	4,444→6,515
顆粒球（%）	54.5→52.1	51.9→58.9	55.5→57.9
リンパ球（%）	35.7→39.5	37.3→32.9	42.8→39.8
リンパ球数（個/mm^3）	1,963→2,330	2,089→2,040	1,920→2,579

薬指は交感神経、その他の指は副交感神経の支配にあると考えられている。そこで薬指を除く４本指だけの刺激、薬指だけを刺激、５本指すべてを刺激の３つのグループにわけて爪もみを４週間実施してみた。その結果、５本指すべてへの刺激が高過ぎたリンパ球の数値を正常範囲にし、最も効果的であることがわかった。

（『安保徹の病気にならない三大免疫力』安保徹（実業之日本社）より）

もみます。血の巡りがよくなり手が温まります。両手両足全部を４分弱で行うことができます。

気になる症状のある人は、対応する指を、さらに20秒押しもみをします（198頁参照）。一日に２～３度、特に寝る前に爪もみをすると効果的です。５本指すべてを刺激することが、リンパ球の割合や数のバランスを調整してくれます。急激な変化はありませんが、継続こそ力を発揮します。

04 アーシングで静電気を除去

永野剛造

50年前に比べると、生活環境は劇的に変化しています。特に電気に関しては使用量は約10倍、コンセント数は3倍、屋内配線の平均の長さは150〜950mと増え、テレビ・電子レンジ・冷蔵庫・洗濯機・無線ルーター・携帯電話など、使用する家電製品は非常に増えています。

こうした電気環境の変化が有害な電磁波を増加させ、人間の身体に深刻な影響を及ぼしています。頭痛や疲労感、めまい、アレルギーなどと似ている症状なので、電磁波が原因と思っている人は決して多くはありません。

電磁波の電場は電気、磁場は磁気に影響を及ぼしますが、磁場は60cmほど離れれば影響を受けませんが、電場はアースをとるしか方法はありません。

携帯電話や電子レンジの電波などの遠くへ飛ぶ「高周波電磁波」、家電や屋内配線からでる遠くまで飛ばない「低周波電磁波」、身体は両方の電磁波の影響を気づかないうちに受けています。

電磁波を受けると、人の身体は電気を通しやすいので静電気が溜まりやすくなります。その結果、電気エネルギーを生成して機能している身体の生体電流が乱れたり、脳内に熱として溜まり、脳が誤作

塩水で静電気除去

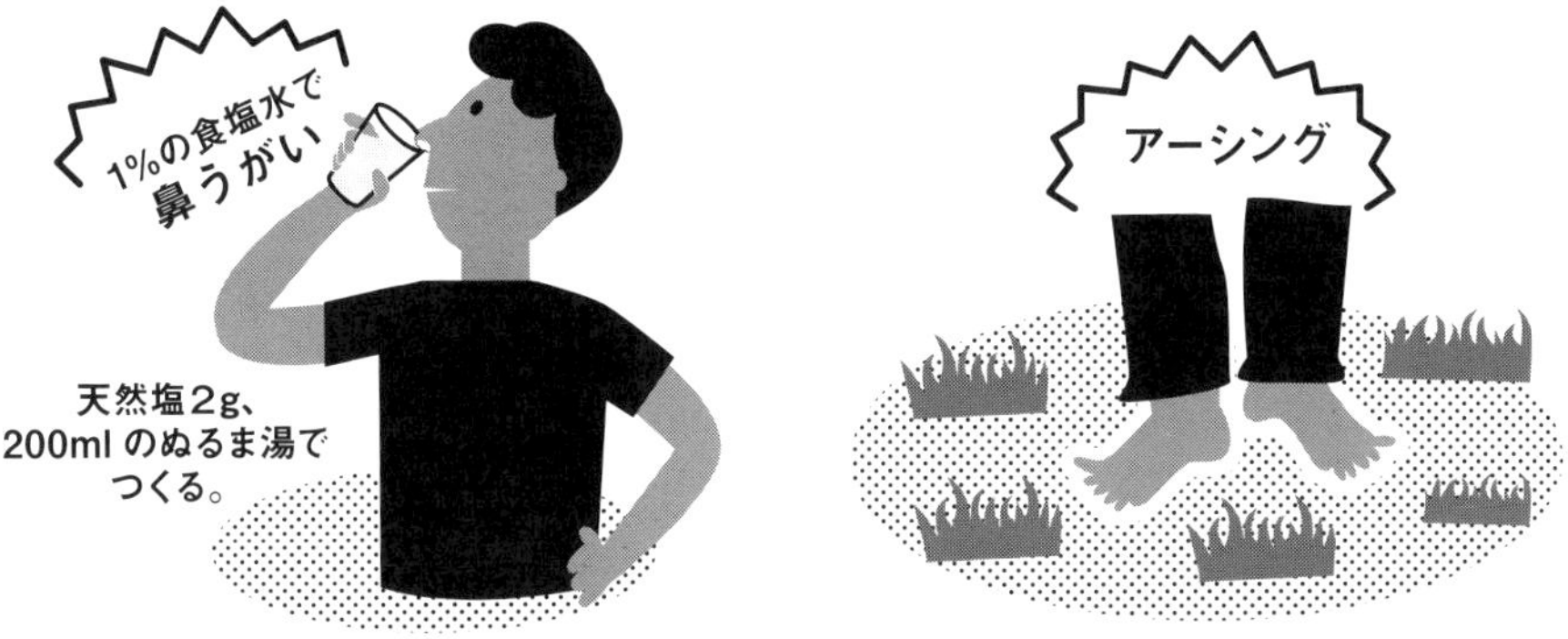
1%の食塩水で
鼻うがい
天然塩2g、
200ml のぬるま湯で
つくる。
アーシング

動を起こしやすくなります。

完全な電磁波対策はほぼ不可能ですが、身体に溜まった余分な電気を放電することはできます。

それがアーシングで、靴もソックスも脱いで裸足で地球の大地と直接つながることです。裸足になって芝生や土、舗装道路の上に立つ、砂浜を歩くことで体内の余分な電気を外に放電できます。

雷が大地に落ちることからわかるように、地球は導電体で大地は常に0ボルトです。電気は常に電圧が高いほうから低いほうへと流れる性質があるため、身体に溜まった余分な電気も大地に流れていきます。ただし、必ず裸足にならないと放電できません。

何か物を触って静電気を感じる人は電磁波の影響を受けています。アーシングで身体が軽くなるのを実感してみましょう。

また、人間の身体は一つの管状になっているので空間に電磁波が溜まりやすいので、塩水での鼻うがいもおすすめです。アーシングによって大地のエネルギーにつながり、健康のサイクルを取り戻してくれるでしょう。

05

深い呼吸と瞑想で自律神経を整える

小峰一雄

最近「マインドフルネス」が集中力アップや心の安定、ダイエットに役立つとテレビで取り上げられるようになり、実践をする方が増えています。マインドフルネスは、ありのままの自分を感じ気づくこと。「今ここ」の自分に意識を集中し、身体と心に意図的に注意を向けることです。

マインドフルネスのトレーニングの基本は瞑想にあると思っています。

私は40代の頃から山梨県の禅寺で坐禅を学び瞑想を習慣としています。

昔は座禅を組んで行っていましたが、お風呂が大好きなこともあり、湯船に浸かって瞑想をしています。湯船の中では浮力が働くので座禅を組んでも全く痛くありません。

浴室の灯を消して真っ暗にし、ろうそくを1本立てて、湯船の中で半身浴で30分ほど瞑想すると、意識を集中することができます。頭に浮かんでくる雑念を客観的に見ることができ、自分に不要な感情を手放して、無駄なストレスを抱えずに済むようになります。嫌なことがあったとしても大したことはないと思えるようになります。

何よりも自律神経を安定させてくれます。アクセル系の交感神経を抑え、ブレーキ系の副交感神

深い呼吸で自律神経のバランスをとる

深い呼吸法

❶ 目を閉じ5秒かけて鼻から息を吸う
❷ 5秒間、息を止める
❸ 5秒かけて口から息を吐く

これを10〜15セット、
1日3回行いましょう。
乱れた自律神経も安定して
ストレスがすっと消えていくことを
実感できるでしょう。

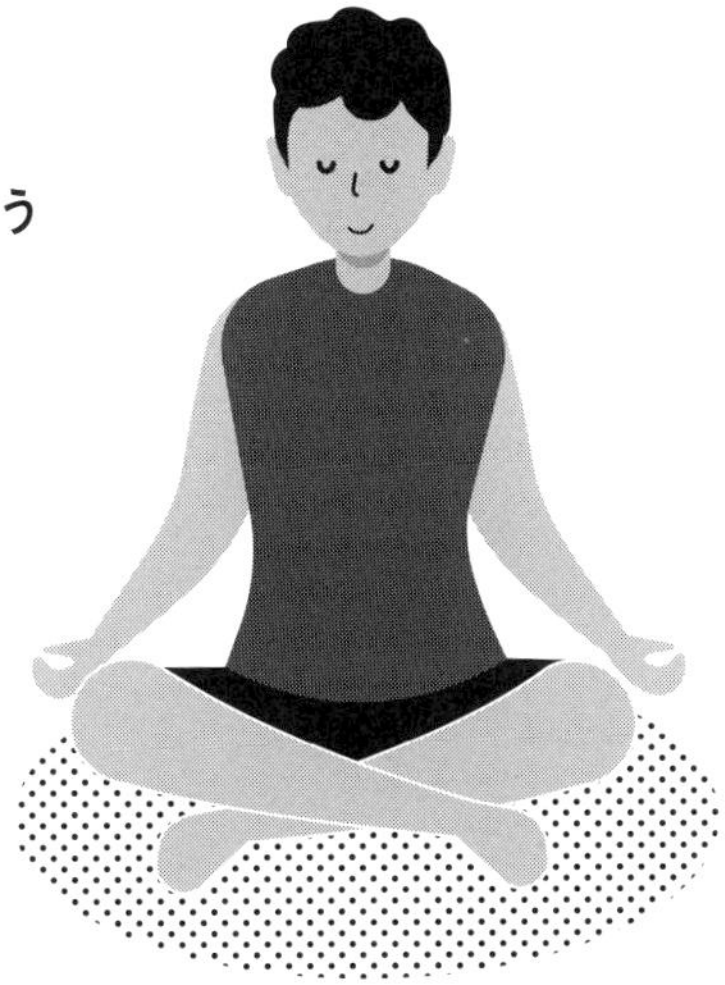

経を活性化する働きがあります。瞑想に効果的な38℃くらいのぬるま湯にじっくり浸かると、寝つきもよくなります。

瞑想でぜひともトレーニングして欲しいのは深い呼吸です。呼吸は自律神経のバランスを自分でコントロールできる唯一の方法であり、習得すると免疫力を高めることにつながります。

瞑想は歯科医からみても、むし歯や歯周病対策にもよいと考えています。

ストレスはむし歯やDFT逆流の原因であり、歯周病の患者さんは、呼吸が浅い傾向にあります。

瞑想でストレスを解消でき、深い呼吸で口の中の嫌気性細菌の増殖を抑えられるのですから、ぜひとも習慣にしてください。

06

低位舌の改善方法

小川　優

低位舌になると、子どもでは歯や顎のなどの顔周辺の成長、大人はいびき、睡眠時無呼吸症候群、口呼吸、ドライマウス、誤嚥性肺炎など、身体に悪い影響を及ぼします。

高齢になり舌の筋肉が衰えてしまうと、舌の重みを支え切れなくなり、のどの奥に舌が垂れ下がり、舌の位置が下がってしまう低位舌になります。

自分の舌が本来あるべき位置にあるかどうかは、口を閉じたときに確認できます。口を閉じたときに、舌先が上の前歯のすぐ後ろにあり、舌の広い部分は上顎に軽くついている状態なら低位舌ではありません。舌が違う位置にある場合は、低位舌の可能性があります。

舌を正しい位置に維持するための舌の筋力を鍛える簡単なトレーニングをご紹介します。

「あいうべ体操」です。「あ」「い」「う」「べ」の発音に合わせて口や舌を動かす運動です。一つの発音は4秒ほど、できるだけ大げさに口を動かすのがポイントです。

「あ」　大きく口の形が円に近づくように開きます。

「い」　前歯を見せて、頬の筋肉が両耳に寄るように大きく口を横に開きます。

低位舌と「あいうべ体操」

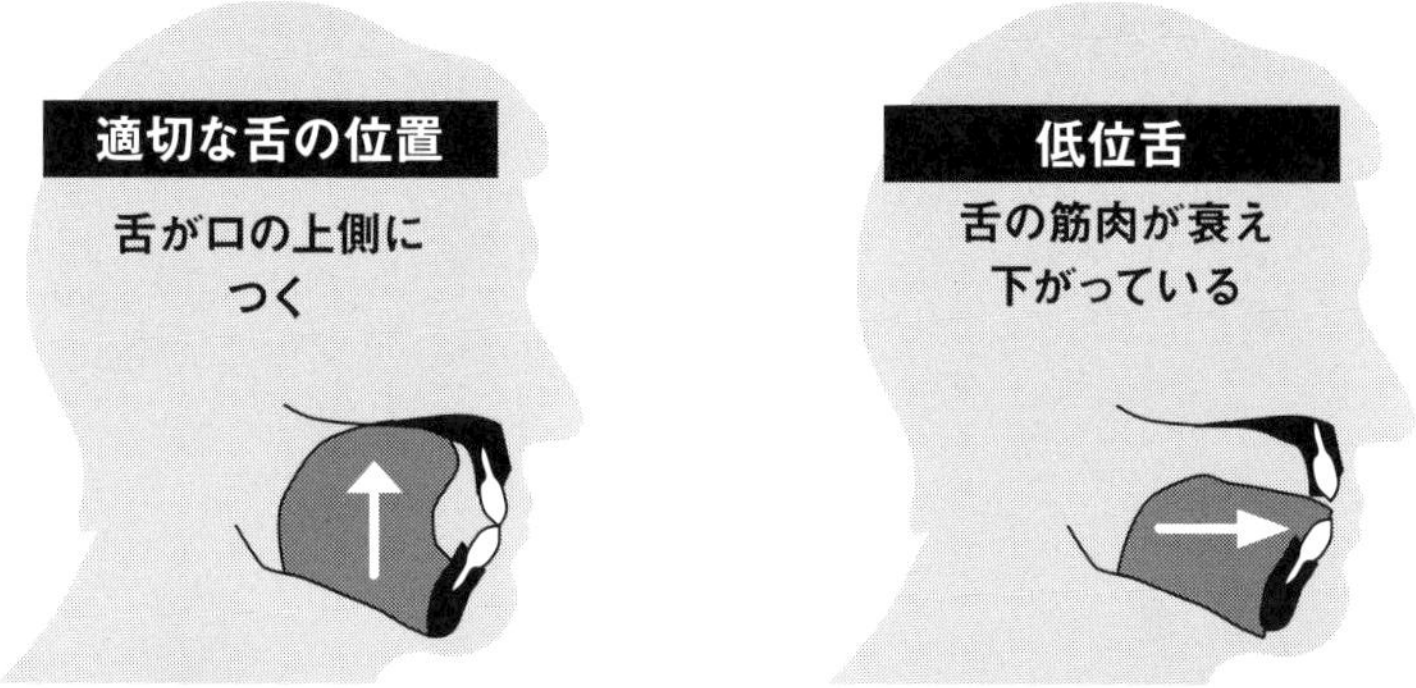
適切な舌の位置
舌が口の上側につく
低位舌
舌の筋肉が衰え下がっている

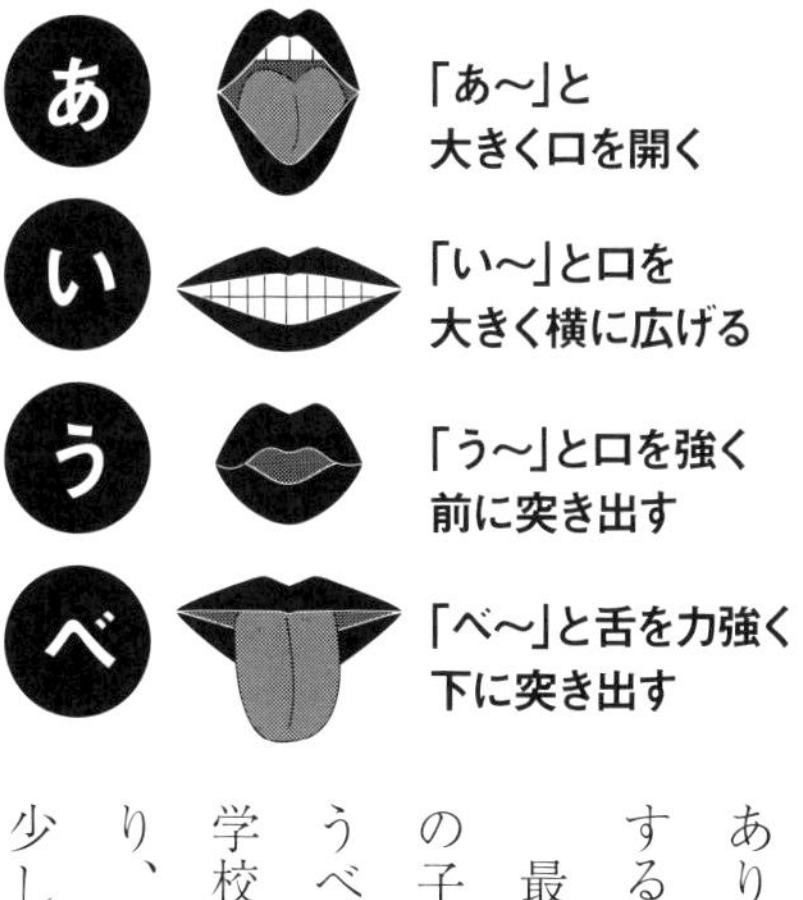
あ
「あ〜」と大きく口を開く
い
「い〜」と口を大きく横に広げる
う
「う〜」と口を強く前に突き出す
べ
「べ〜」と舌を力強く下に突き出す

目安は1日30セットを継続して行う。声は出しても出さなくてもよい。慣れないうちは口や舌に疲労や筋肉痛が出ることがある。口を開けてあごが痛む人は、「い〜」「う〜」のみを繰り返してもよい。お風呂で行うと口が乾燥しない。就寝前に行うと就寝中に少なくなる唾液の分泌をカバーできる。

『免疫を高めて病気を治す口の体操「あいうべ」—リウマチ、アトピー、潰瘍性大腸炎にも効いた!』今井一彰著（マキノ出版）

「う」　思いっきり口をとがらせて、前に突き出します。

「べ」　舌を顎の先端まで伸ばし切るイメージで舌を突き出します。

初めは鏡の前で口の形を確かめながら正しく行いましょう。

口呼吸の原因は、舌の位置が下がり、下顎を押してしまうことにあります。舌を正しい位置に維持すると鼻呼吸を維持できます。

最近、口ポカーン状態の口呼吸の子どもが多いのですが、「あいうべ体操」に取り組んだ九州の小学校では、口呼吸が鼻呼吸に変わり、インフルエンザの罹患率が減少したというデータもあります。

07

薬はなるべく服用しない

永野剛造

薬はできることなら服用しないほうがよいというのが、医師である私の考え方です。

現実に当院では、患者さんに薬を処方していません。できる限りエネルギーを高めて免疫力を上げるために、温熱療法、磁気ベット療法、波動療法、自律神経病治療などの治療を処方し、食事や身体温めなどの生活習慣、それに伴う生き方などをアドバイスしています。

薬はどこまでいっても対症療法であり、しかも石油から合成された化学薬剤はいったん体の中に入ってしまうと排泄されにくいものです。やむをえず必要な場合を除いて服用しないほうがよいというのが私の結論です。長期間飲み続けていくことで、交感神経を緊張させ免疫力を低下させてしまいます。

特に何にでも万能とされるステロイド剤を長期間使うと、身体が修復しようとして起こす「痛みや熱、腫れ」の生体反応を止めてしまいます。使えば使うほど冷えをつくり、血管が収縮し、血流障害が起こり低体温になっていきます。ステロイド剤は副腎皮質ホルモンといわれますが、身体が微妙に調節しながら産生している多くの副腎皮質ホルモンとは異なるものです。連用すると組織内

薬の悪循環

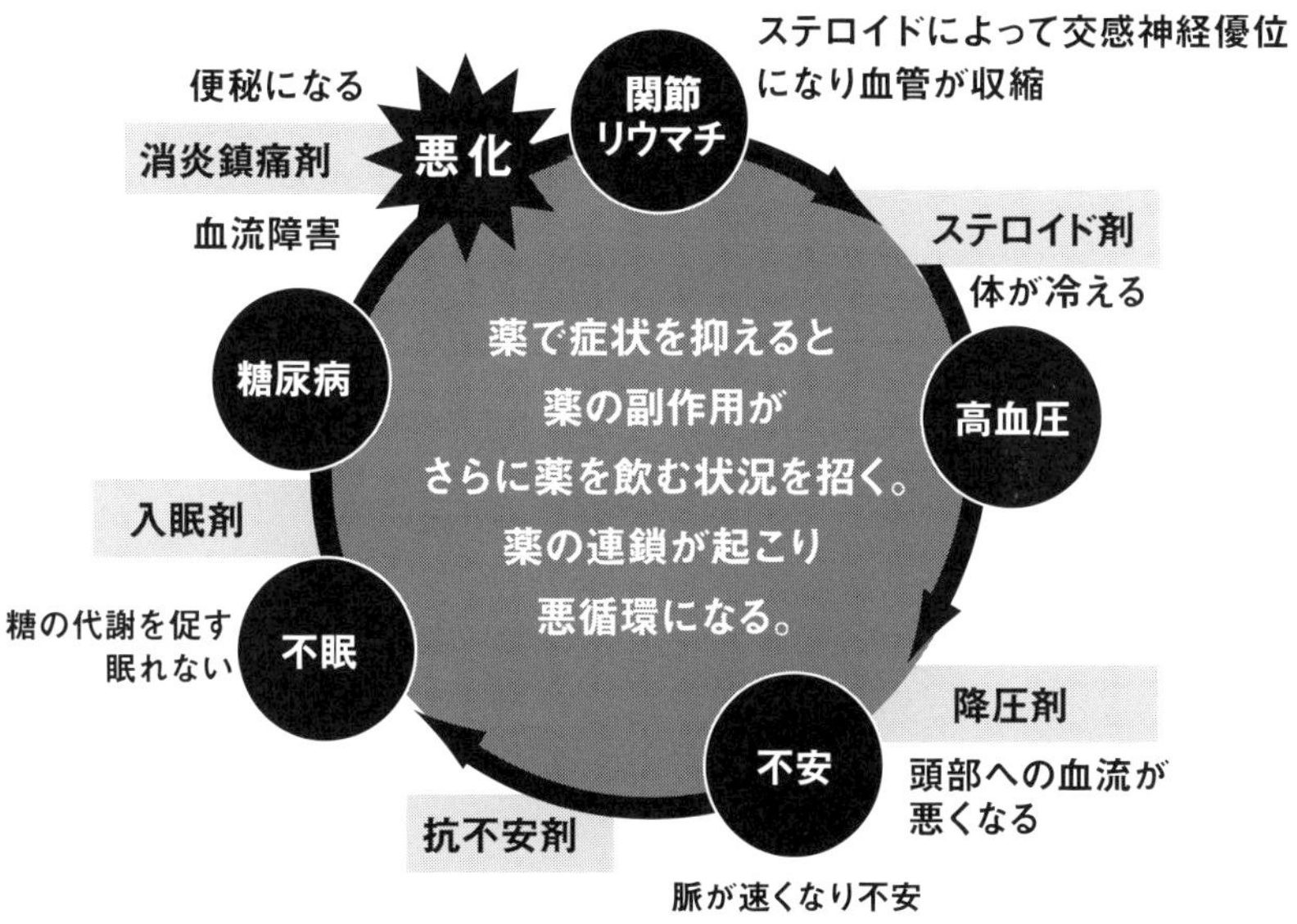

に残り酸化変性コレステロールになってしまいます。

消炎鎮痛剤も同じです。炎症を消して痛みを止めるとされていますが、湿布薬も飲み薬も長期間の使用で血流が遮断され交感神経緊張状態になります。一時的に痛みを止めているだけなので便秘や高血圧、眼の病気などの副作用もあります。

最近は、歯の治療をしても歯科医師は簡単に痛み止めを処方してはくれません。痛み止めの服用が治療した部分の血流を止めてしまうことを理解しているからです。

基本的に、飲み続けなければならない薬はありません。

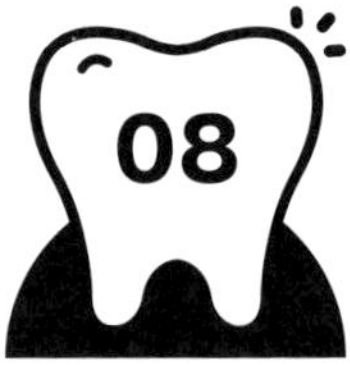

DFTの逆流を予防する運動

小峰一雄

DFT（象牙質内の液体移送システム）が正常に働くことが、歯だけでなく全身の健康に大切なことは第2章（52〜55頁）で解説しました。

このDFTを逆流させないために運動をしましょう。

運動が苦手な人も下半身、特に太ももを鍛えることで筋肉量や基礎代謝を高め全身の血流をアップさせ疲れにくい身体になります。また太ももにある大腿四頭筋は、股関節や膝といった屈曲する部位を補助する役割があり、鍛えることで周囲の関節をスムーズに動かすことができます。

なかでも億劫にならずにできるのは、ウォーキングです。私は毎日、万歩計を身に着けて、エレベーターやエスカレーターはなるべく使わず、一日最低2km以上歩くことを心がけています。「歩く」ことは比較的負荷の少ない有酸素運動です。下半身の筋肉ばかりでなく、同時に腹筋や腰、腕の筋肉など、全身の筋肉を一度に使うことができます。

歩く時間がなかなかとれない人には、職場や食卓で座ったままでできる「もも上げ」をおすすめします。椅子に座ったままで胸を張って背筋を伸ばし状態をキープします。片足ずつ太ももを

もも上げ運動

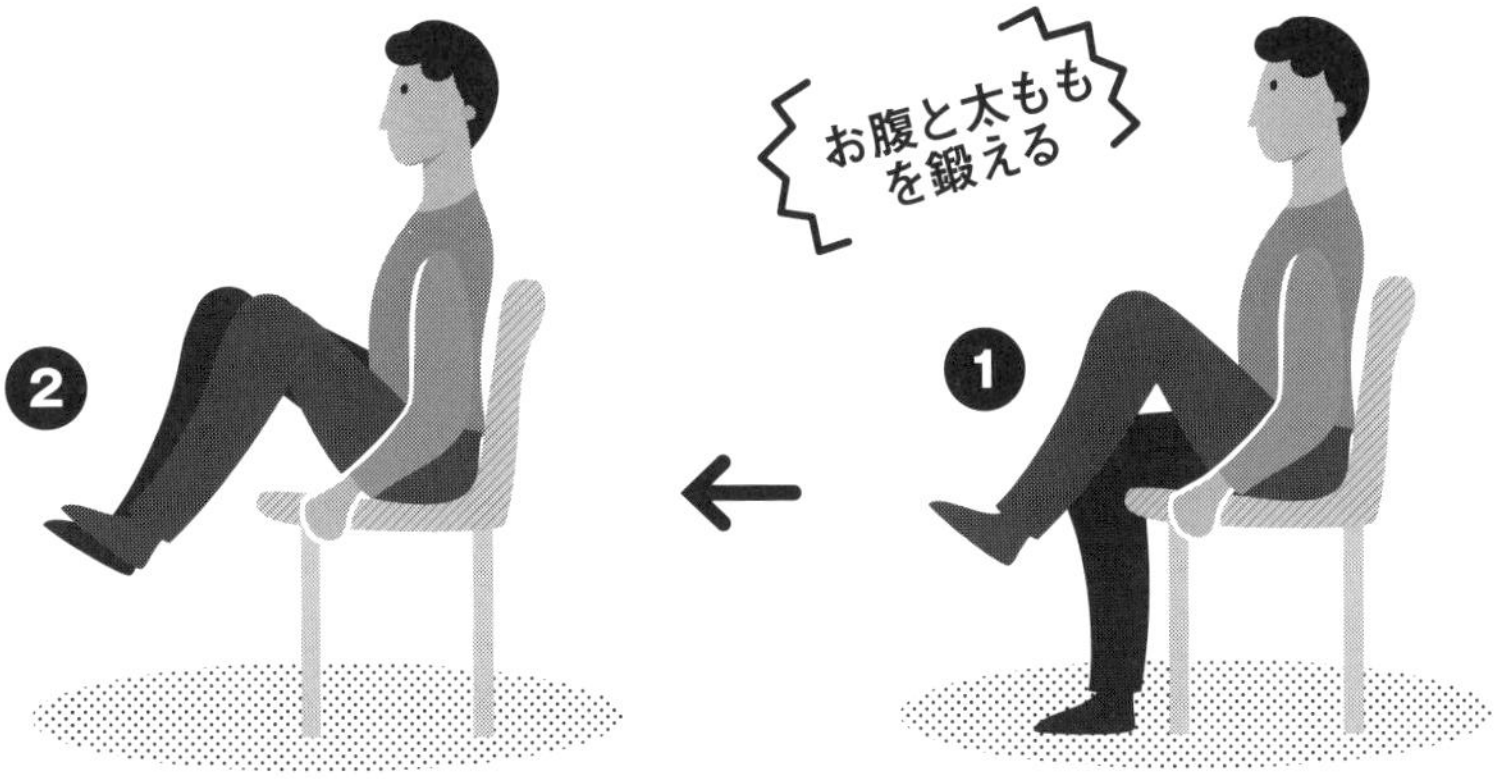
お腹と太ももを鍛える
2
1

椅子に座って両手は椅子の端をつかみ、上体をまっすぐ保ち、左足の太ももを胸に近づけるように上げ、そのままの状態を15秒ほどキープ。右足も同じように行う。

少しきつくなるが両足を上げて行う。足を上げたときに、お腹に刺激が加わっているのを意識する。

ポイント **上体をまっすぐキープし、太ももを少しでも椅子から浮かせるとより効果的。15秒を目標に徐々に時間を増やしていこう。**

大腿四頭は太ももの前側の4つの筋肉（大腿直筋、外側広筋、内側広筋、中間広筋）のこと。

上げたままの状態を保つことで、お腹のコアと太ももを同時に引き締めることができます。片もも、両ももで一セットを一日合計10回を目安に行います。

腹筋に力を入れ、常に上体をまっすぐキープして、前屈みにならないよう意識します。少しきついですが、つま先を下に向けて行うと、足首からふくらはぎにかけてのストレッチにもなります。

一日でも多く健康寿命を延ばすためには、脚の筋力を高めることです。

09

ミトコンドリア増多法

小川　優

エネルギー生成や健康であるために欠かすことのできないミトコンドリアを増やすための運動に効果的なのが「インターバル法」です。

インターバル法とは、「ゆっくりで軽め」の運動と「早く強く」の運動をくり返す方法のことで、効率よくミトコンドリアを増やすことができます。高強度の負荷をかけるとミトコンドリアの増殖肥大を促すタンパク質が増加してミトコンドリアが増えるのです。

この方法は、50m全力走後、1分間休憩をくり返すというように、アスリートたちにも取り入れられています。しかし、運動嫌いな人は、きつくて抵抗を感じてしまいます。

そこで、ウォーキングにインターバル法を取り入れると手軽です。筋肉に負荷をかける「大股での速歩き」と少ない負荷の「ゆっくり歩き」を交互にくり返すと、負荷が少なく運動が苦手な方でもできます。歩き始めの約5分はゆっくり歩きで、次は大股での速歩きを約3分間続けます。再びゆっくり歩きをし、その後大股での速歩きを交互にくり返して20分程度、無理をしない範囲で始めるとよいでしょう。

インターバル法はスクワットでも取り入れることができます。スクワットを10回行い1分間休憩を取るということをくり返しても効果的です。

こうした緩急は、ミトコンドリアに「エネルギーがない」と錯覚を与え、エネルギーが枯渇しないようにとミトコンドリアが働き、数やサイズを増やし、機能が低下しないよう活性化させます。またミトコンドリアは背中の筋肉にも多いので、力を入れて、背筋をピンと伸ばした姿勢を1分間くらい維持することでも筋肉が鍛えられ増多します。

寒冷刺激もミトコンドリアを増多する方法です。

熱いサウナに入って水風呂に入る、寒い中で乾布摩擦をするなど、ミトコンドリアは寒さを感じると、体温を上げるためにはエネルギーが必要と判断し、身体がミトコンドリアを増やせという指令を出すのです。

断食もミトコンドリアを増やします。空腹感を感じるとエネルギーが足りなくなり、転写共役因子ＰＧＣ１αというタンパク質が司令塔となり増多します。ミトコンドリアを増多する方法はいろいろあるので、自分に適した方法を選んで行うとよいでしょう。

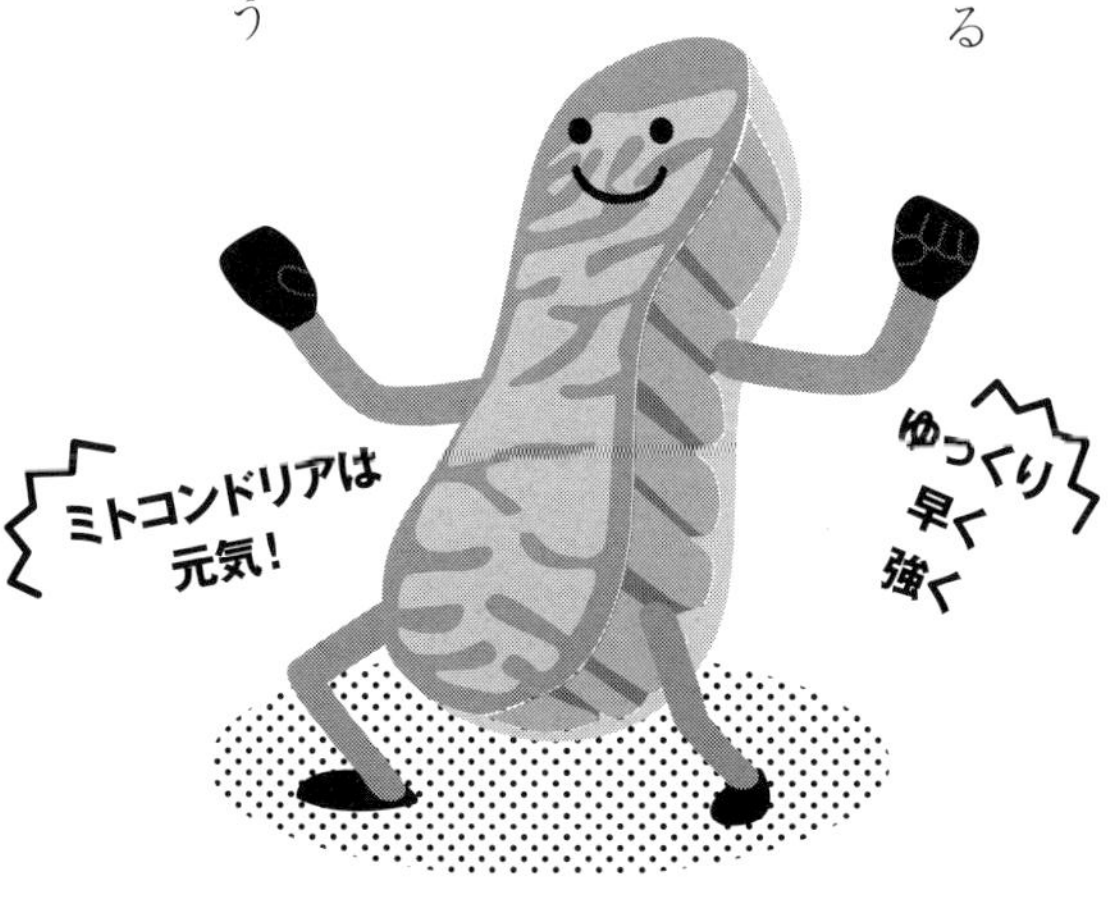

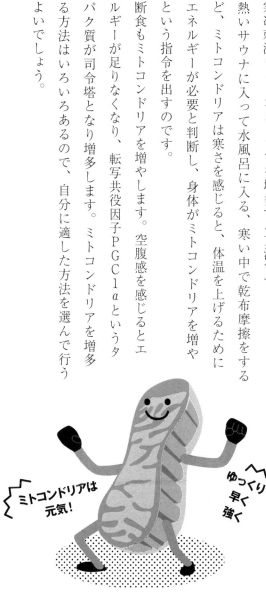

10

足首回しでずれを解消

永野剛造

身体で「首」という文字がついている部位は、「首」も「手首」も「足首」も本来、グルグル回すことのできるところです。それぞれの関節は回旋できる構造になっています。

ところが足のアーチが崩れると、歩くたびに上半身が揺れてしまいます。土台がずれていると、身体は上半身で何とかバランスを取ろうとします。歪みは上に向かい、脚が曲がる、骨盤が歪む、顎でバランスを取ろうとして上部頸椎がずれて、歯の噛み合わせの支点がずれてしまうわけです。

この大元の原因は、足首にある「距骨」という骨にあります。

距骨は、足と脚をつなぐ位置にあり、足の骨の中で唯一筋肉がついていません。足が動きやすいように滑車のように滑る役割をしているため、前後左右にずれやすい骨です。

距骨のずれは、脚の歪みや姿勢に影響します。距骨が前にずれていると重心が前になるので猫背に、後ろにずれていると重心は後ろになり反り腰に、外にずれていると重心が外側にかかりO脚に、内にずれていると重心が内側になりX脚になる傾向があります。

距骨をきちんとした位置に整えることにより、重心が変わり、重力に負けない対応力、しっかり

距骨のロックを解除

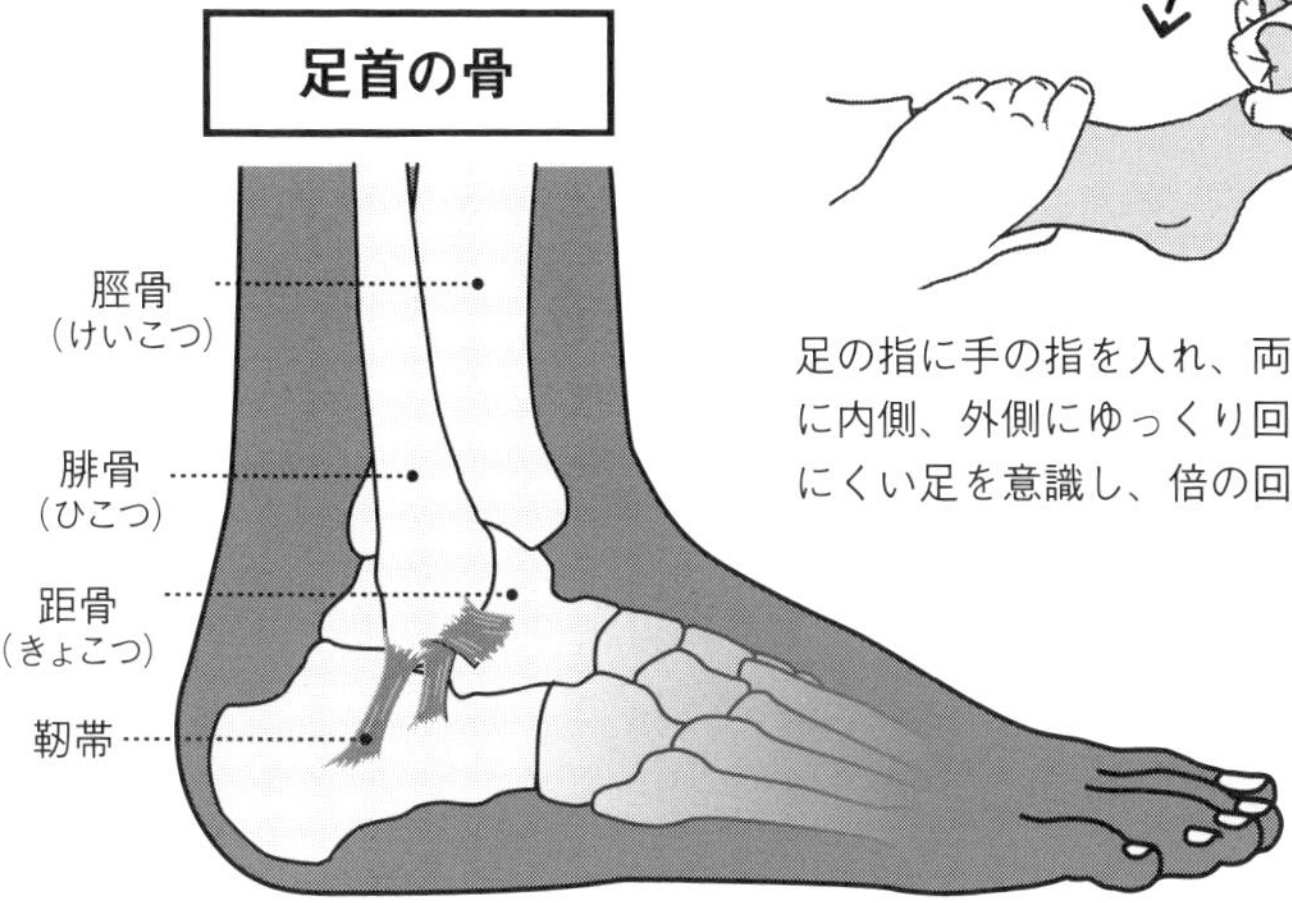
足首の骨
脛骨
（けいこつ）
腓骨
（ひこつ）
距骨
（きょこつ）
靭帯

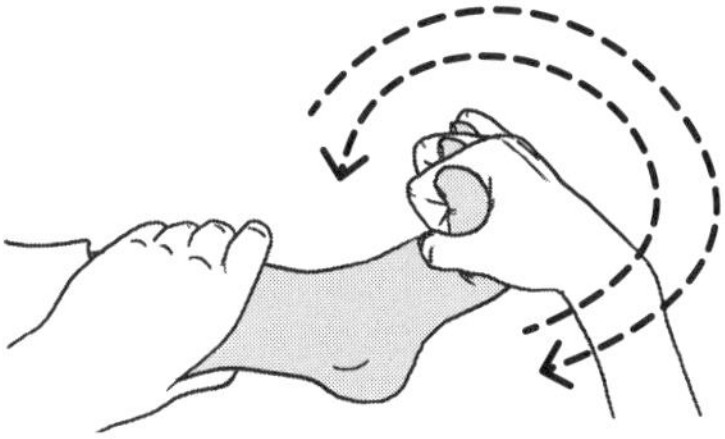

足の指に手の指を入れ、両足の足首を順に内側、外側にゆっくり回す。特に回しにくい足を意識し、倍の回数回す。

とした土台を取り戻せます。

足首回しは距骨を整えて、歪みの少ない健康な姿勢を取り戻す簡単な方法です。

その方法は、距骨を意識して片方の手の指を足指に入れて、片方の手の親指と人差し指で足首の奥をつかみます。

ゆっくり、じっくり15秒ほどかけて回します。

O脚の人は外側回しが、X脚の人は内側に回しにくいので、回しにくいほうを多めに回します。

痛みなどを感じたら無理をせずにやめましょう。

ちなみに足首回しをすると、姿勢がよくなり呼吸が深くなります。試してみてください。

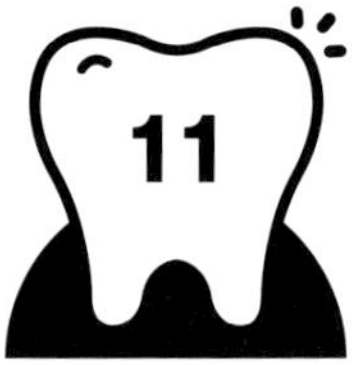

プチ断食で身体をリセット

小峰一雄

私が健康のために続けているのが一週間に一日のプチ断食です。

元々、月曜日を休肝日にしていましたが、思いきって食べることもやめて内臓を休める日にしています。水以外何もとらない一日だけの断食なので、実施前後の食事にもことさら気を使う必要はありません。一日だけの断食なら無理なくできるのでぜひ試してみてください。

プチ断食の効果は、免疫力アップ、デトックス、ダイエット、美容など、さまざまな面で期待できます。歯にも関係していて、歯の痛みや歯茎の痛みまでプチ断食で治ることが多いのです。

なかでも大きな効果は、免疫力を高めることです。免疫力を担っているのは血液中の白血球です。食事をするたびに血液は胃腸に集まり、白血球は食べたものを処理しようと働いています。食べ物の中の雑菌や異物、不必要なものを処理するわけです。

ところが断食をすると食べ物が入ってこないので、白血球は全身をパトロールすることができるのです。それによって白血球の何でもむさぼり食べる働き（貪食能）、殺菌する働き（殺菌能）がより増強され、体内の老廃物を処理するので病原菌や血液の汚れなどの排泄が促進されます。お腹が空いているときには何でも美味しく食べられるように、白血球もお腹が空いている状態のほうが処理能力は高くなり活躍できるのです。

昔と比べると、今は飽食の時代です。どんな食べ物も手に入り、食事は栄養過剰状態にあります。食べた分のエネルギーを消費するほど身体を働かすことができている人もそう多くはいません。

プチ断食をすると、ずっと働き続けている内臓を休ませることができ、体内をよりよい状態にリセットできます。ダイエットや美容のためにもよいのですが、身体がだるい人や疲れやすい人は、身体がすっきり、軽くなることを実感できるでしょう。

歯科医の私としては、むし歯や歯周病予防のためにもプチ断食をおすすめします。なお、本格的な断食をしたい方は、医師に相談したり、専門家が主催する断食道場に参加したりするのがよいでしょう。

断食の効果

- 免疫力アップ
- 内臓が休まる
- ダイエット（体重減少）
- デトックス（老廃物の排出）
- 腸内環境の改善
- むし歯がよくなる
- 歯周病の予防になる

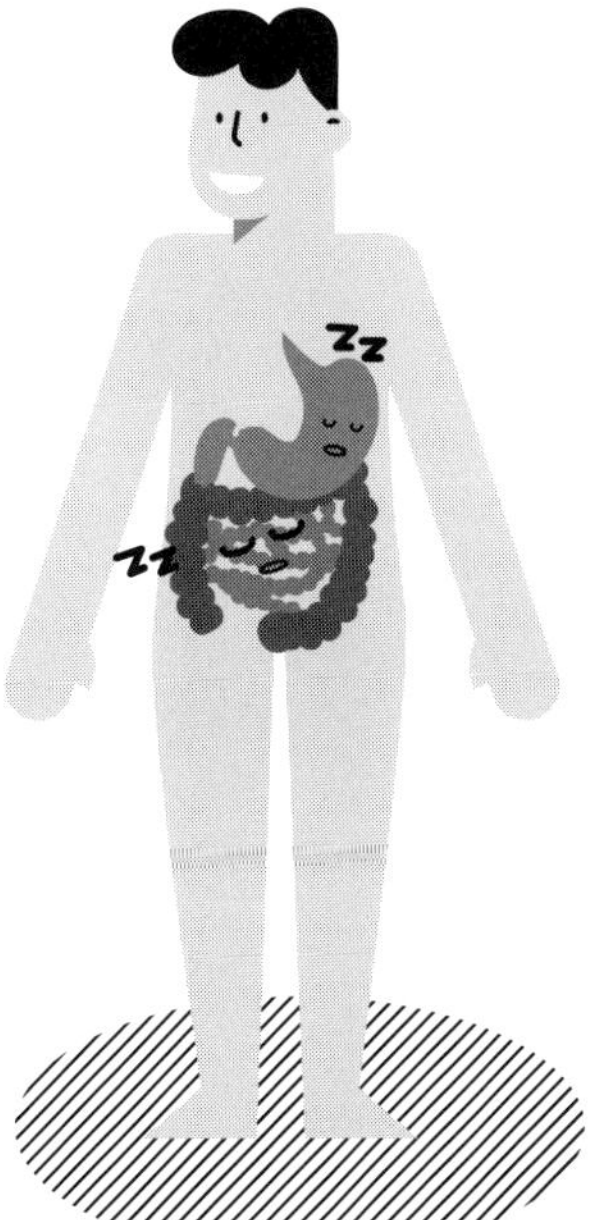

12

緊張をほぐす舌回し

小川　優

口と腸しか持たない腔腸動物から進化してきた人間の口は、腸管の入り口であり、内臓のはじまりなのです。それゆえに口は内臓の調子が悪いと、真っ先にその状態を映し出します。胃の調子が弱くなると、口内炎や口角炎などになります。

「口は内臓の鏡」といわれる理由です。

人間の身体は、内側と外側の二重の筋肉の壁に包まれています。

外側の筋肉は感覚、興奮、運動などの動物性機能を支配する骨格筋です。この筋肉は自分の意思で動かすことができます。内側の筋肉は、消化管や血管、膀胱などの内臓筋です。吸収、循環、排泄などの植物性機能を司る平滑筋です。この筋肉は生命の維持に必要不可欠な機能を持ち、自分の意思では動かせない自律神経支配です。

重要なのは、腸の先端である口から内臓までつながっている内側の筋肉です。口の中を触ることで、口の緊張や歪みをとって内臓に影響を与えることができます。口の中の緊張をほどくと、副交感神経優位となり内臓の緊張も解くことができるのです。

舌回し

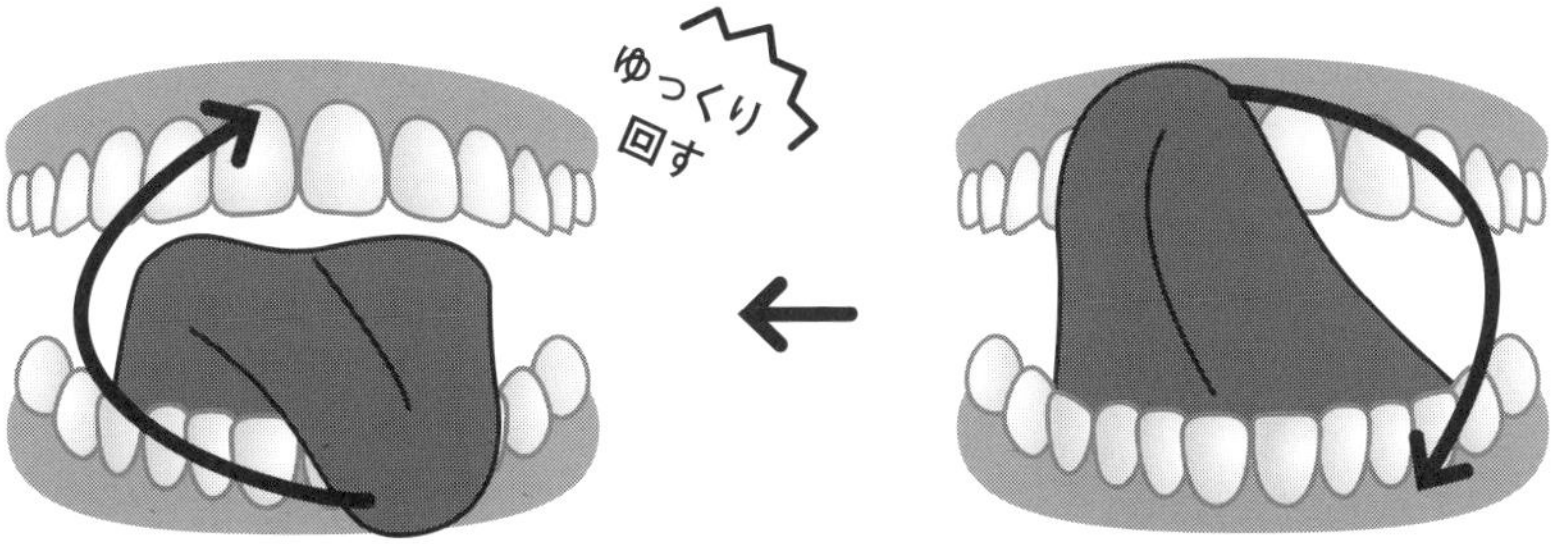

上の歯茎の左側から右側へスライドさせ、そのまま右下の歯茎へ移動し、左下の奥までスライドさせる。

その後、左上へと移動させ、上下の歯茎にそって移動させ、ぐるぐると円を描くように舌でなぞっていく。終わったら逆回転を行う。

舌回しは口の中の緊張を解く簡単な方法です。

まず、口を閉じて舌を歯茎と唇の間に置きます。そして舌を大きくグルグルと回します。舌を右に回したら、次は左に回し、舌の動きが悪い方や回すのが苦手な方は、特に何度も回します。ポイントは速度です。舌は遅筋《ちきん》という要素の強い筋肉の種類なので、舌回しをするときは、ゆっくりと、一回につき最低10秒かけて行いましょう。

低位舌の改善はもちろん、頬のたるみや顔の浮腫、ほうれい線の解消、二重顎の改善にも効果が期待できます。舌のたるみは、顔のエイジングにも深くかかわります。

いつでもどこでもできる舌回しは、舌を引き上げ、唾液の分泌を促し消化機能を助けます。口の中は、頬の内側から舌とのどの奥まで歯以外はすべて粘膜のようなもので、ずっと内臓にまでつながっている生命エネルギーのための入り口です。口腔は脳の領域の3分の1を支配します。この口の中にこそ生命の進化を感じます。

歯科医師の見分け方4

歯は全身とつながっていると考える歯科医師を選ぶべし

現在、コンビニよりも多いといわれている歯科医院ですが、その治療法は、歯科医の考え方や技術によって異なっています。

噛み合わせのために健康な歯を抜く歯科医師、なかには診療報酬のためとばかりに平気で歯を抜く歯科医師もいるかもしれません。むし歯の成り立ちや歯と臓器の関係を理解するにつれて歯は削ったり抜いたりするものではなく、歯の神経も抜かないほうがよいことがわかります。

口腔内と全身の関係が明らかになっている今日、「歯から全身を」「口から全身」を診ることのできる歯科医師を選ぶようにしましょう。

付録

手軽にできる「気ながし療法」

『日本自律神経病研究会』が
「自律神経ー免疫理論」を元に
身体全体にエネルギーをながす
独自の新療法をまとめ上げました。
毎日の実践で「病気知らず」を目指しましょう。

日本自律神経病研究会
永野剛造

自律神経と気から考案した新療法

『日本自律神経病研究会』は、国際的免疫学者の安保徹先生と、「つむじ療法・爪もみ療法」を考案された外科医の福田稔先生のお二人が提唱されてきた「自律神経・免疫理論（自律神経の白血球支配の法則）」をベースとし、病気を治すための治療の確立を目指し、２００１年に『日本自律神経免疫治療研究会』として発足しました。国家資格を有する会員を中心に全国で活動しています。

２０１６年に「多くの病気は自律神経の偏りから起こる」ことを啓蒙していきたいと考え、「自律神経病とは自律神経の不調が原因で起こる疾患」と定義し、研究会の名称を『日本自律神経病研究会』と変更しました。

残念ながら福田稔先生は２０１４年、安保徹先生は２０１６年にご逝去されましたが、病気の成り立ちを解明したお二人の「自律神経・免疫理論」は、永久不滅、人類の至宝であると確信しています。

気の働きを自律神経の働きにあてはめてみるとほぼ一致しています。自然治癒力は「気」と「自律神経」がともに正常に働いているときにもっとも強くなるのです（左頁・図参照）。

当研究会では、両先生の考え方や治療法をベースに、誰もが簡単にできる治療法を考案するため

「気」の働きと「自律神経」の関係

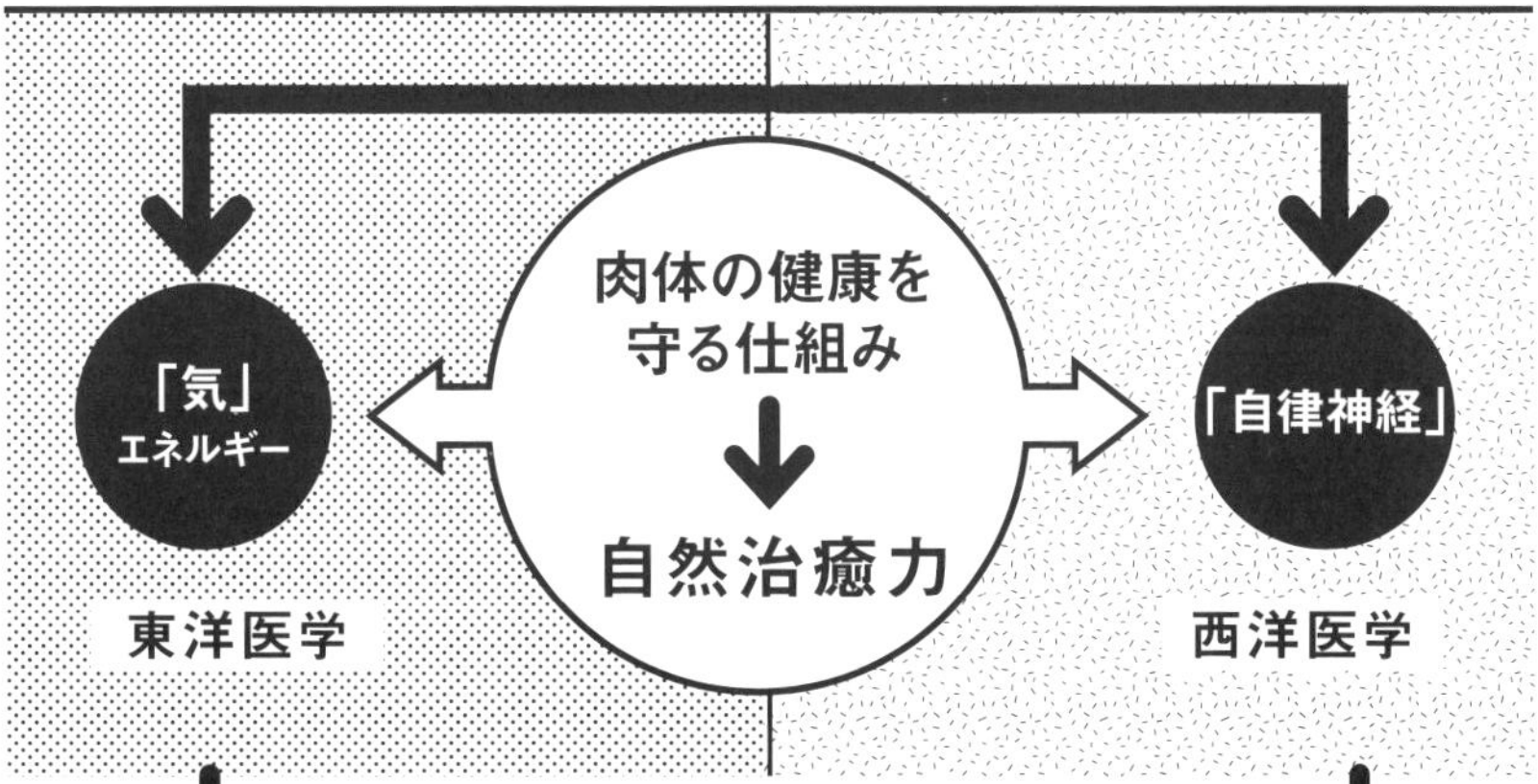

同じ働きを別の見方で考えるとわかりやすい

「気」の働き		「自律神経」の働き
1 気化作用	● 津液が汗となり外に出る ● 水分を尿として排泄する ● 気血などが他のものに変化する	発汗 腎機能 代謝
2 推動《すいどう》作用	● 臓腑、組織を活動させる ● 血液などを動かす	代謝 循環
3 温煦《おんく》作用	● 温める作用、臓器の働きを保つ ● 体温を一定に保持する	体温調節
4 固摂《こせつ》作用	● 血が漏れるのを防ぐ（出血を防ぐ） ● 尿の量を調節する ● よだれなどが出過ぎないように調節	止血 腎機能 唾液分泌
5 防御作用	● 体表面を覆って邪気の侵入を防ぐ	免疫

「気」の働きは肉体においては「自律神経」の働きとほぼ一致する

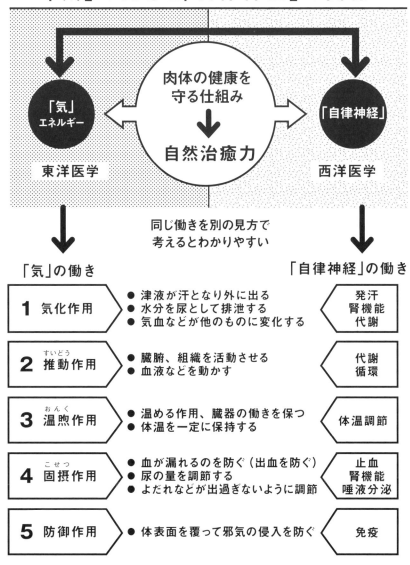

に、研鑽を重ねてまいりました。

その結果、これまでの福田先生の考え方を集大成し、治療法を考案しました。

福田先生が遺してくれたものは、①浅見鉄男先生の「頭部刺絡井穴療法」（気は頭部から入り井穴《せいけつ》から出る）からの学び②気の入口は百会《ひゃくえ》ではなく「つむじ」にあるという発見③気の出口である手足の井穴をもむことで自律神経と白血球のバランスが整うという三つの立証です。

これらを総合的に考え、病気は「気が溜滞する」ことであり、体内の「気の詰まりやすい部位」のながれを解消すれば、気の溜滞が起こらないという新しい理論、治療法を確立しました。

本療法はこれまでの鍼灸の方法論とは異なるものです。

当院では3～4回の治療で、患者さんに新療法の手順および実践法を受けて理解していただき、その後も在宅で毎日10分行ってもらいます。そして月に一回、「新療法」の修正、確認のために来ていただきます。その結果、家庭で毎日実践した患者さんのリンパ球が増え、ほぼ正常範囲の35～41％に入る治療効果を検証できました（左頁・データ参照）。

新しい治療法は、福田先生の「気を通せ、気を落とせ、気をながせ」という印象的な言葉から「気ながし療法」と名づけました。

どなたでも毎日10分「気ながし療法」を実践していただければ、徐々に心身における変化を確認できるでしょう。

気ながし療法のデータ(永野医院)

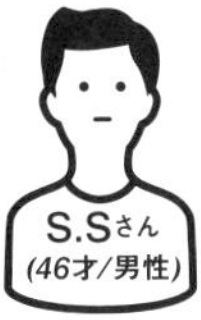
S.Sさん
(46才/男性)

症状:多発型円形脱毛症
初診:2018年8月3日

経過

2017年11月から抜け毛が増え、2018年1月ステロイド点滴+皮膚科治療。5月20日ステロイドの内服を中止。その後も改善傾向がなく、8月当院受診。

治療

初診時エネルギーレベル1。磁気ベッド治療を2回行い、10月6日から新治療開始。月2回の受診と自己治療を続け、2019年になって気ながし療法をマスターした。6月に、まつげ、眉毛、産毛が伸び始め、リンパ球も増加した。

(2018〜2019年)

診察日	8月3日	1月12日	6月15日
白血球(数)	6,300	7,200	6,000
リンパ球(%)	29.6	29.5	34.5
リンパ球(数)	1,894	2,124	2,070
顆粒毬(%)	58.8	60.3	56.2
顆粒球(数)	3,764	4,341	3,372
単球(%)	6.6	5.7	4.9
単球(数)	422	410	294

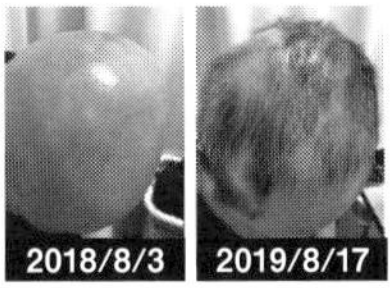
2018/8/3
2019/8/17

気ながし療法によって効果が出て確立した症例である

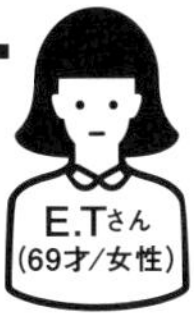
E.Tさん
(69才/女性)

症状:体調不良
初診:2019年3月26日

経過

北海道に住んでいるが、夫が東京にいるため冬の間上京し、4月になったら帰郷する。その間に体調不良を治したいと受診。

治療

初診時磁気ベッドにてエネルギーが上がらず、エネルギーが悪いと判断し、3月29日に波動療法と気ながし療法ならびに磁気ベッドによる加療。自宅で治療法をマスターするまで毎日10分間行うことを指示。4月3日、10日、15日に気ながし療法を行い、15日に採血した。

(2019年)

診察日	3月26日	4月15日
白血球(数)	7,300	4,300
リンパ球(%)	14.5	28
リンパ球(数)	1,058	1,204
顆粒毬(%)	79.6	61.6
顆粒球(数)	5,810	2,648
単球(%)	4.5	8.3
単球(数)	328	356

自宅で熱心に治療を行った結果、表のように変化がみられた。

治療法を実践すれば改善することを実証した症例である

「気ながし療法」の考え方

東洋医学では陰陽学説に基き、万物は「陽」と「陰」に分けます。たとえば、朝と夜、火と水、男と女など、自然界のさまざまな法則が相反する陽と陰で分類されています。

身体も同じように陽と陰の部分に分けられます。人が四つん這いになったとき、太陽の光があたる部分が陽であたらない部分が陰です。

気の詰まりやすい部分をみていくと、「陽は頭部と肩」で「陰は胸腹部」です。

気の流れをよくするには、気の入り口の「つむじ」、詰まりやすい「頭部」、「胸腹部」、循環させるための「ふくらはぎ」、出口の「手足の爪（井穴）」を治療部位とすることで、気のながれがよくなります。ちなみにこれらの部位は西洋医学でも重要な部分です。

「頭部」は体をコントロールしている中枢部です。うつ病やがんなどの人の頭部にみられるブヨブヨとした浮腫や硬いコリは、眼圧を上げたり脳のコントロールに何らかの影響を及ぼしています。「胸腹部」は消化吸収にかかわります。病気の人は硬くなっていることが多い部位です。「ふくらはぎ」は第二の心臓ともいわれ、ミルキングアクション（脚の筋肉が牛の乳搾りのような動きをすること）によって静脈血を循環させ老廃物を排泄する重要な部分です。病気の人は硬過ぎたり軟

身体の陰陽

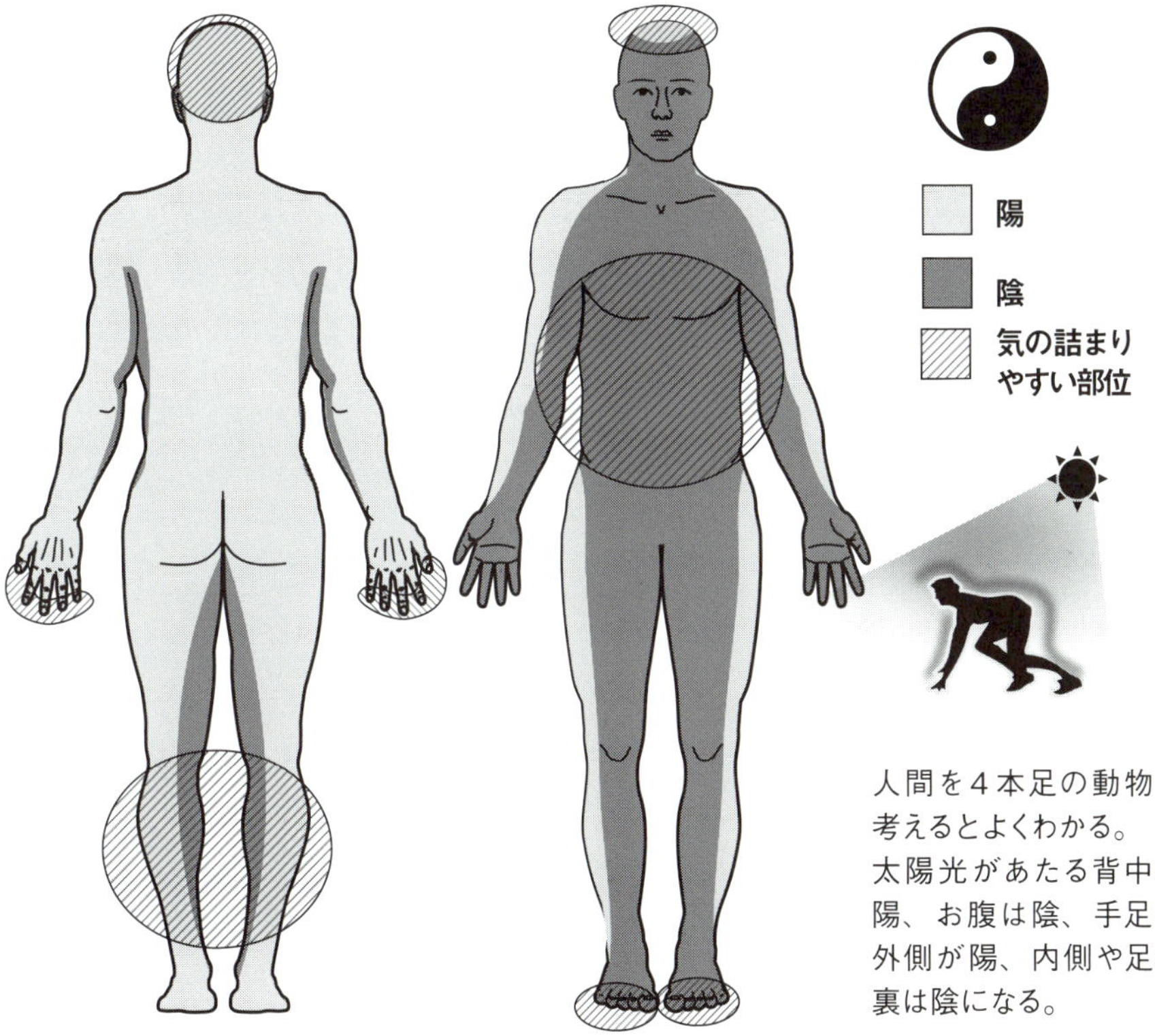

人間を４本足の動物と考えるとよくわかる。
太陽光があたる背中は陽、お腹は陰、手足は外側が陽、内側や足の裏は陰になる。

らか過ぎて血流が悪くなっています。「手足の爪（井穴）」周辺には、関所のように血流を調整している動静脈吻合という微小血管があります。ストレス、冷え性、運動不足、甘い物やお酒好きなどの人は動静脈吻合にトラブルがあり手足の抹消の血液のながれが悪くなっています。爪もみによって再生強化されます。「気の溜滞」を解消することが「病気」を「元気」にし、病体を健康体に戻すことになります。

つむじから爪先まで気をながす

東洋医学では、体内に特定の内臓と機能的に連動しているいくつかの連絡路があると考えます。皮膚に投影したものを「経絡」、経絡が外界と関係を持つ点を「経穴（ツボ）」と呼んでいます。それぞれの経絡は一定のルートに従い、全身を網羅しています。身体の不調は経絡を通して経穴に伝えられます。

鍼灸は、この経穴に刺激を与えて気をコントロールしていますが、一般の人には経絡も経穴も難しくてなかなか理解できません。

しかし、厳密に経絡や経穴の位置にこだわらなくても、気の溜滞しやすい部位を用具を使って〝押しもみ刺激〟をすることで気の詰まりを解消することができます。

使用するのは、磁気針（商品名：ツムジ風くん）です（左頁参照）。

磁気針といっても身体に刺す鍼ではなく、磁石を使用した針で身体にあてるだけでも血流がよくなります。「気ながし療法」では、この磁気針を使うことで、効果が得られるのです。

治療部位は、気の入り口の「つむじ」、詰まりやすい「頭部」、「胸腹部」、そして気を循環させるための「ふくらはぎ」、気の出口の「手足の爪」です。

準備するもの（磁気針）

磁気針

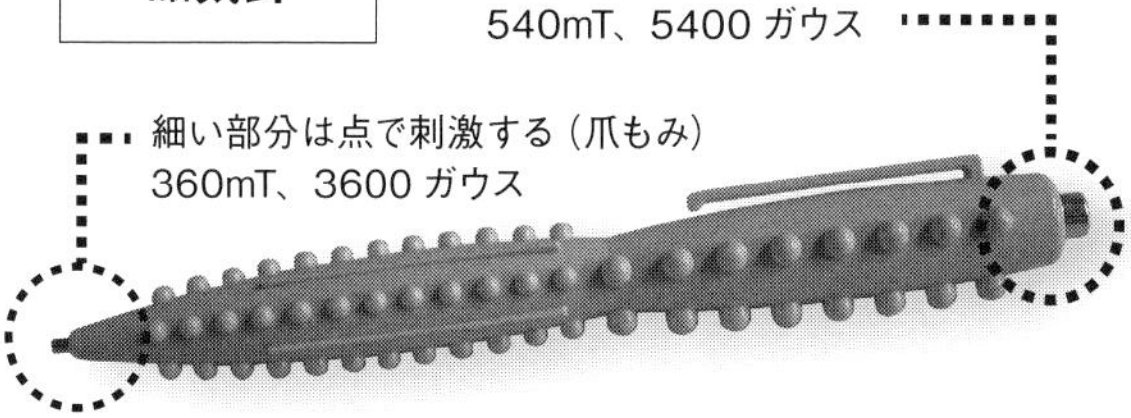
太い部分は面で刺激する（体に使う）
540mT、5400 ガウス
細い部分は点で刺激する（爪もみ）
360mT、3600 ガウス

磁気針は永久磁石のうち強力なネオジウム磁石を使用。磁気は、体表面の毛細血管だけでなく奥の血管にまで働き、血管を拡張し血流をよくする。磁気であるために刺激しても、もみ返しは起こらない。ただし、ペースメーカーを使用している人は使用不可。

角をあてると痛いので、先端を皮膚に直接垂直にあてて磁気の効果を活用する。ゴリゴリしたものをほぐす、気の通りをよくするためには線を描くようにして使う。

持ち方

ペンを持つように握る方法

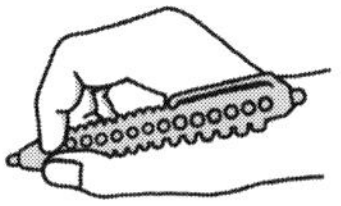

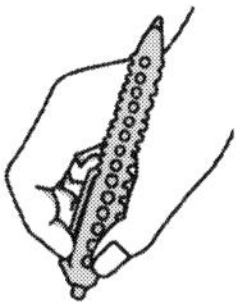

太い部分は体の柔らかい部分（頭、胸腹、ふくらはぎなど）、細い部分は手や足の爪もみに適している。

グーのように握る方法

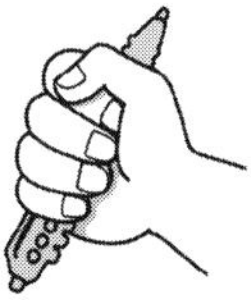

身体の硬い部分（背中）に、奥までしっかりと刺激するのに適している。

あて方

決められたラインを上から下へ数 cm の感覚で押しあてて左右に揺すりながら動かしていく。太い部分は痛くない程度に押しあてて左右に揺する。
きちんとツボにあたるのがベストだが、鍼灸師のように正確にはできない。「下手な鉄砲も数射ちゃあたる」くらいの気持ちで毎日継続して行うことが大切。
細い部分は手足の井穴に5～10回押しあてる、もしくは5～10秒押しあてる。

参考：『病気は血流をよくして治す』福田稔　福田理恵共著（実業之日本社）

入浴前後や寝る前に、パジャマやTシャツなど薄い衣服の上から磁気針を該当する部位に線を描くように、イタ気持ちいいくらいの強さで押しあてます。磁気針を上から下にながすよう刺激するだけで血流がよくなります。

全部刺激しても10分ほどですみます。ぜひ試してみてください。

❶ 頭部

頭部は陽であり、陽の3つの経絡が通っています（膀胱経、胆経、三焦経）。

まずつむじを見つけます。つむじには少しへこんだくぼみがあり、指で押すと軟らかい部分です。つむじの位置は頭頂部にあるとは限りません。人によって異なり、一つだけとは限りません。

つむじから8本のラインを刺激してこの経絡に気をながすように行いま

頭部全体
2分

持ち方

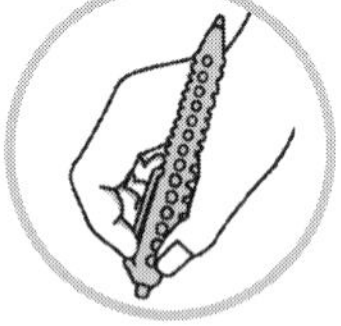

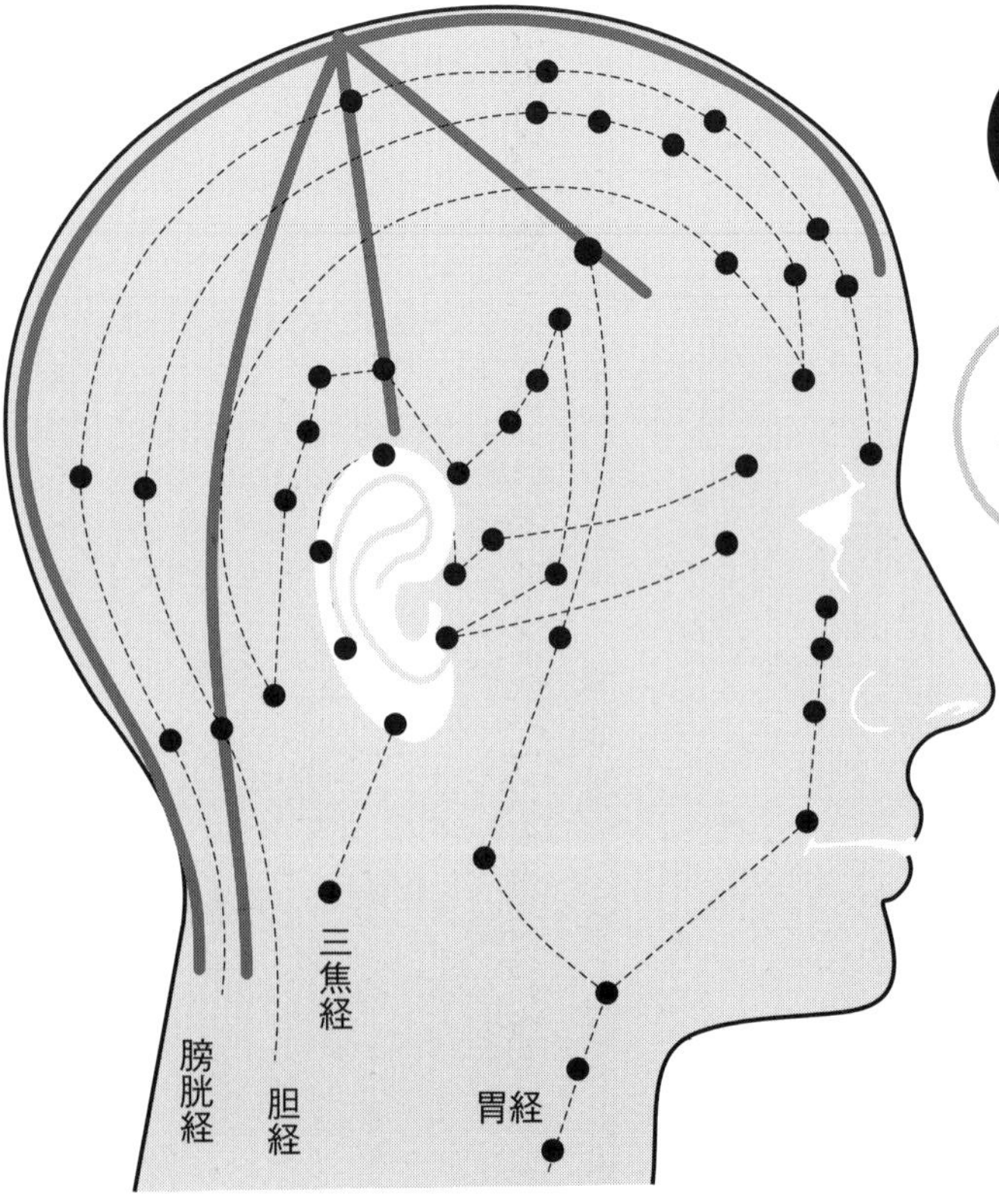

『自律神経免疫療法入門』福田稔　安保徹（三和書籍）より改変

す（透穴法の応用）。

頭部を触って頭皮にブヨブヨした感じや、パンパンに張った感じがするときは、気の詰まりや鬱血があります。その部分は、陽の気が詰まっている部位なので頭部マッサージが有効です。

下図のラインを刺激して気をながしましょう。ラインは厳密ではなく、大体の位置でかまわないので、上から下にイタ気持ちいいくらい押しながらながしましょう。

●で示した経穴ではなく、磁気針を用いてラインの部分を押さえながらなぞる。
百会は左右の耳の穴を結んだ線と頭の正中を通る線との交点。つむじとは異なる。

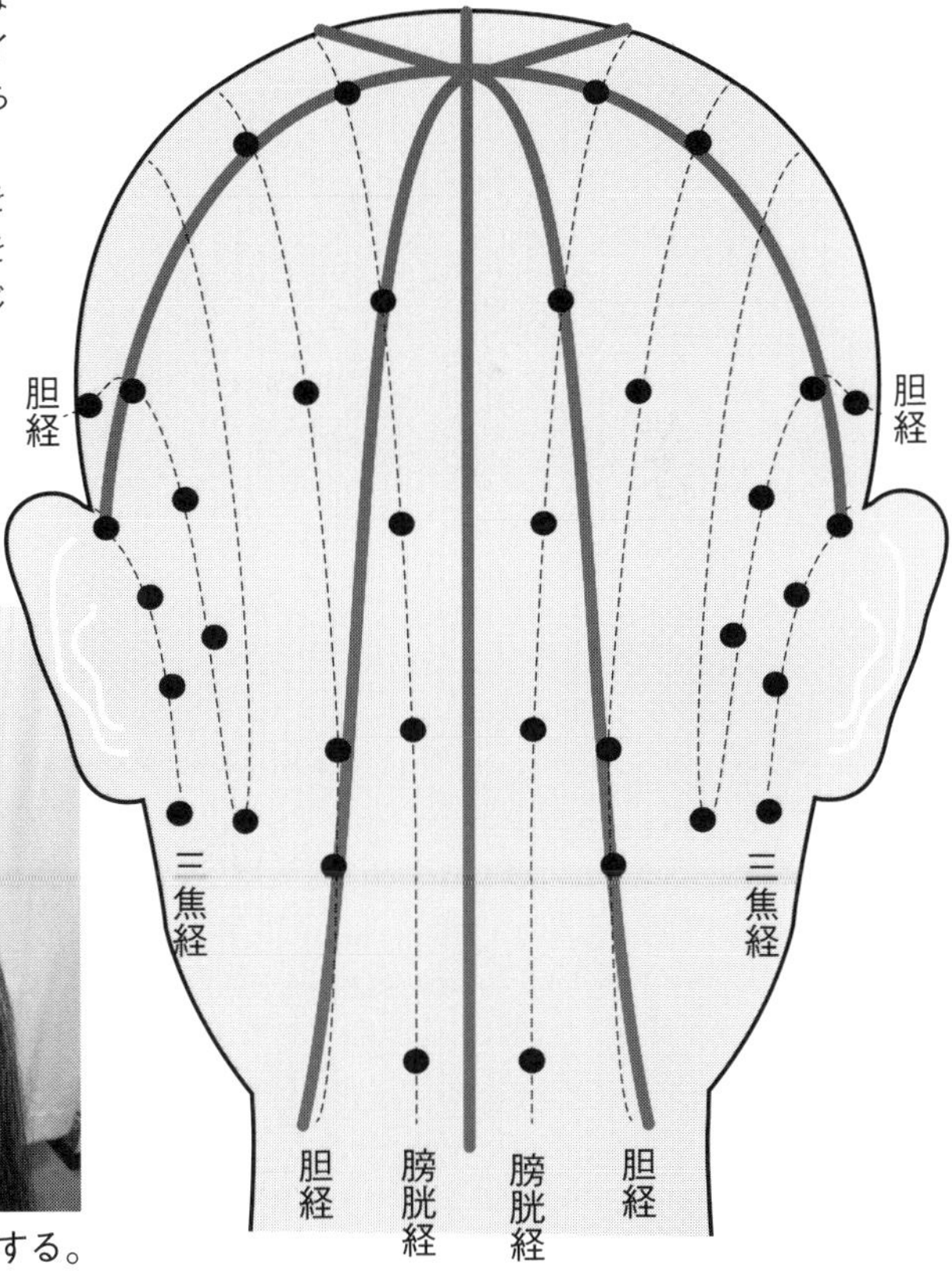

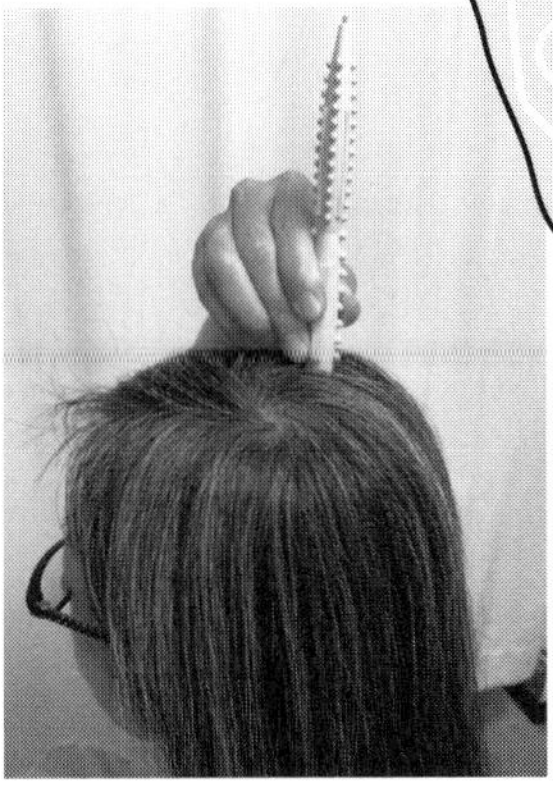
自分で磁気針で刺激する。

❷胸腹部

1　**中央線**（任脈）

2　**腎臓線**（腎経）

3　**鎖骨線**

鎖骨中央から乳頭へ、そのまま真っ直ぐ下りる（脾経へ）

4　**ライザップ線**

腹直筋の外側を肋骨下端から鼠蹊《そけい》部（足付け根）まで下りる

5　**外房線**

肩関節から乳房の外側を真っ直ぐ下りる

1～5は、研究会で名付けた独自の呼び方です。

合計9本のラインを磁気針で押さえながら気をながします。

高速道路の渋滞を解消するようなイメージで、厳密な場所にこだわらないで磁気針を使ってながしていきます。

磁気針や治療法については、巻末の研究会事務局もしくは研究会の会員の先生にお問い合わせください。

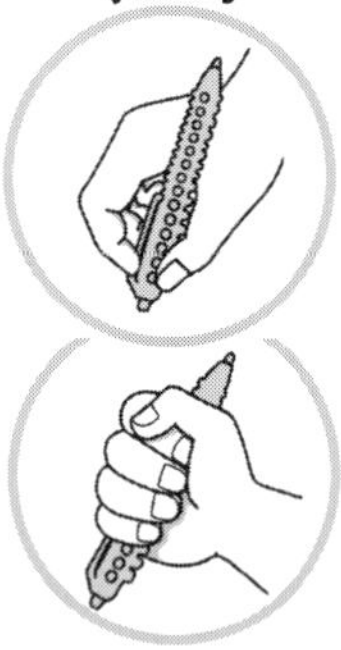

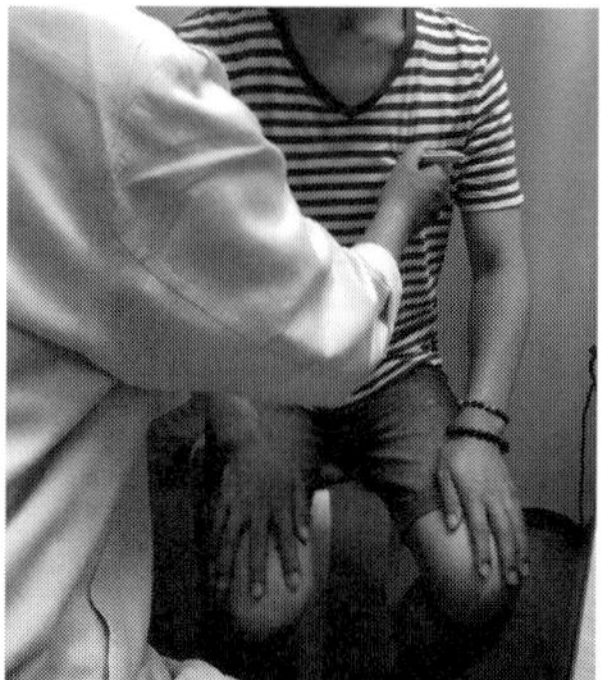

二人で行う場合

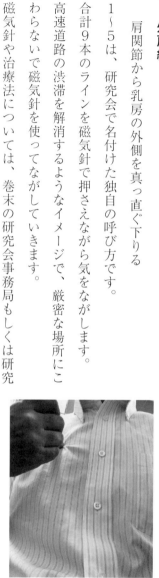

一人で行う場合

腰部全体

2分

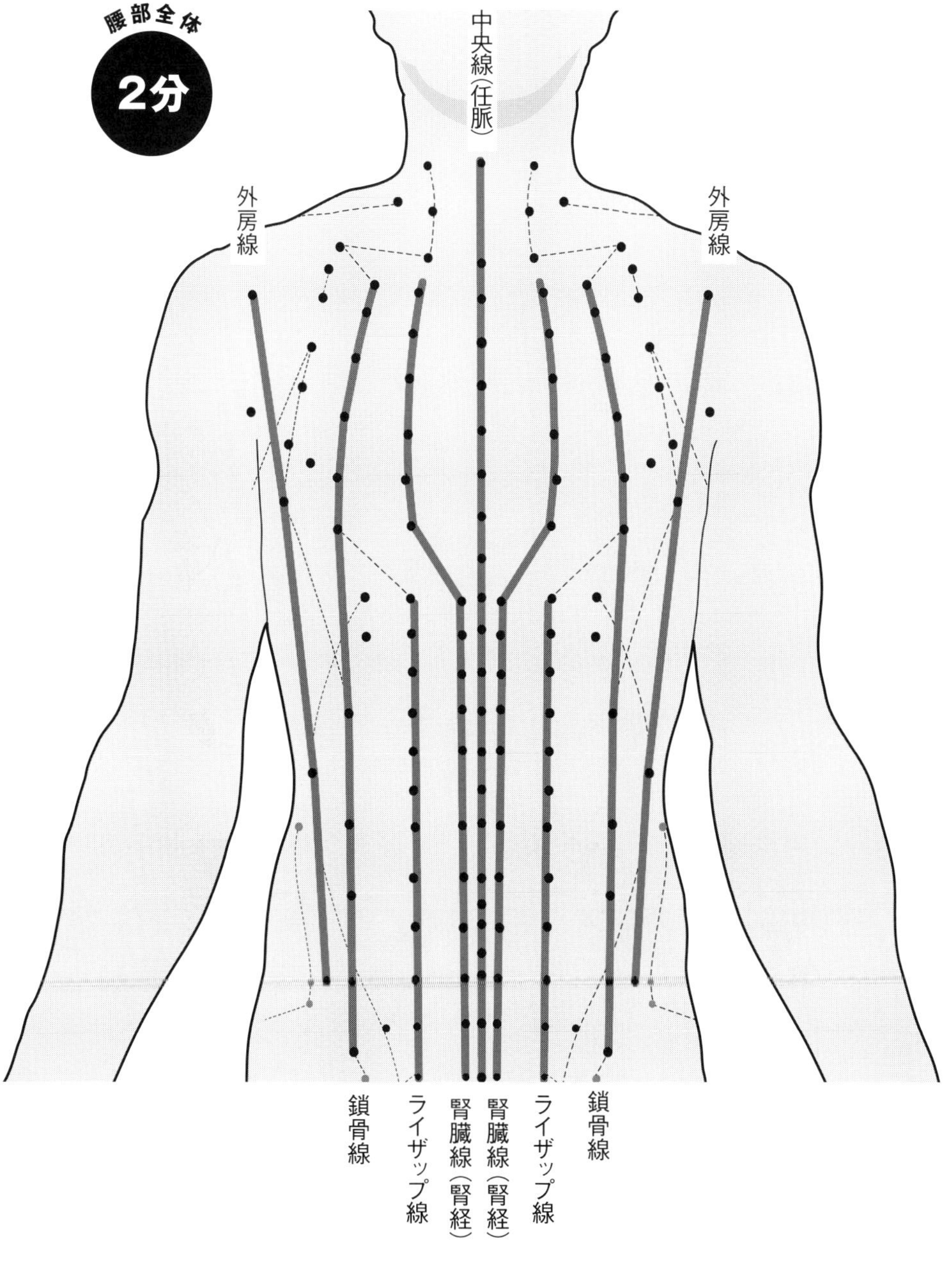

❸ふくらはぎ

福田先生の「気をながす」に従った方法です。

気は身体中の12経絡を巡っていくので、下に降ろした気を足から上に回さなければなりません。東洋医学では「気血水は一体で動く」といわれ、血液を上に動かすことで気も水も一緒に足から回っていきます。

脚は消化、吸収、排毒ともにかかわりが深い部分です。一般の方には気を回す方法としてふくらはぎマッサージが簡単です。椅子に座って足を組み、ふくらはぎが膝小僧にのるようにして身体をゆっくり前後にゆすります。前に傾けたとき、ふくらはぎを下から上に押し上げるのをくり返し、徐々に膝があたる位置を上に上げていきます。片足を1分間で行い、両足で2分で終わらせます。気持ちいい強さで、池でボートを漕ぐようなゆったりとしたリズムで行いましょう。

ふくらはぎでわかる健康状態

健康な人	つきたての餅のように温かくて軟らかい、弾力性に富む
病気の人	パンパンに硬い、冷たい、内部にしこりがある、軟らかく弾力がない
肩こり・頭痛	ふくらはぎが硬い
高血圧	熱くて硬い、全体的に硬くしまっている。鰹節のようである
心臓病	硬くてはりがなく冷たい、押しても抵抗感がない
胃腸の悪い人	硬くてパンパンに張っている（お腹も冷たく硬く、触ると痛がる）
肝臓の悪い人	軟らかくてまったく抵抗感がない
急性炎症・風邪	熱くて硬くない
冷え性・婦人病	冷たくて硬い
自律神経失調症	冷たくて硬い
糖尿病	冷たくて軟らかい
腎臓病	冷たくて軟かくて、弾力性がない

『万病に効く　ふくらはぎマッサージ』石川洋一著（マキノ出版）

椅子に座って行う簡単マッサージ

椅子に座り、足を組む。上の足のふくらはぎの内側を下の足の膝に軽くのせ、上の足を上下に動かし血流を促す。足首で円を描くように回すと効果的。

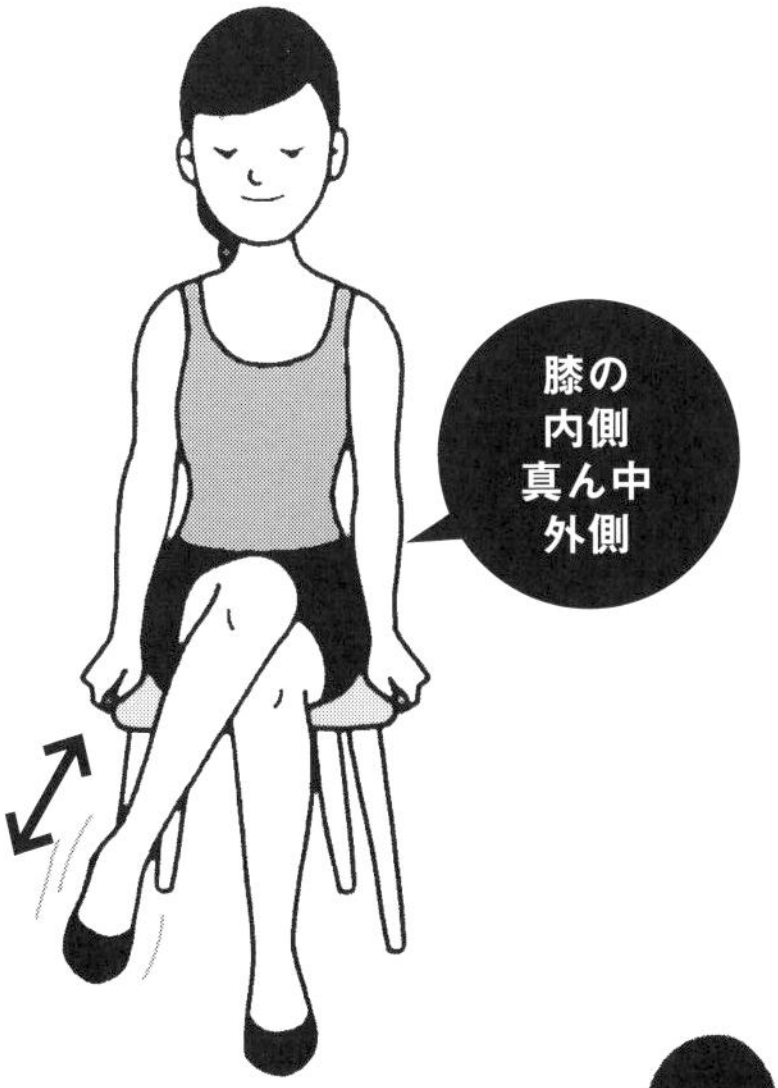

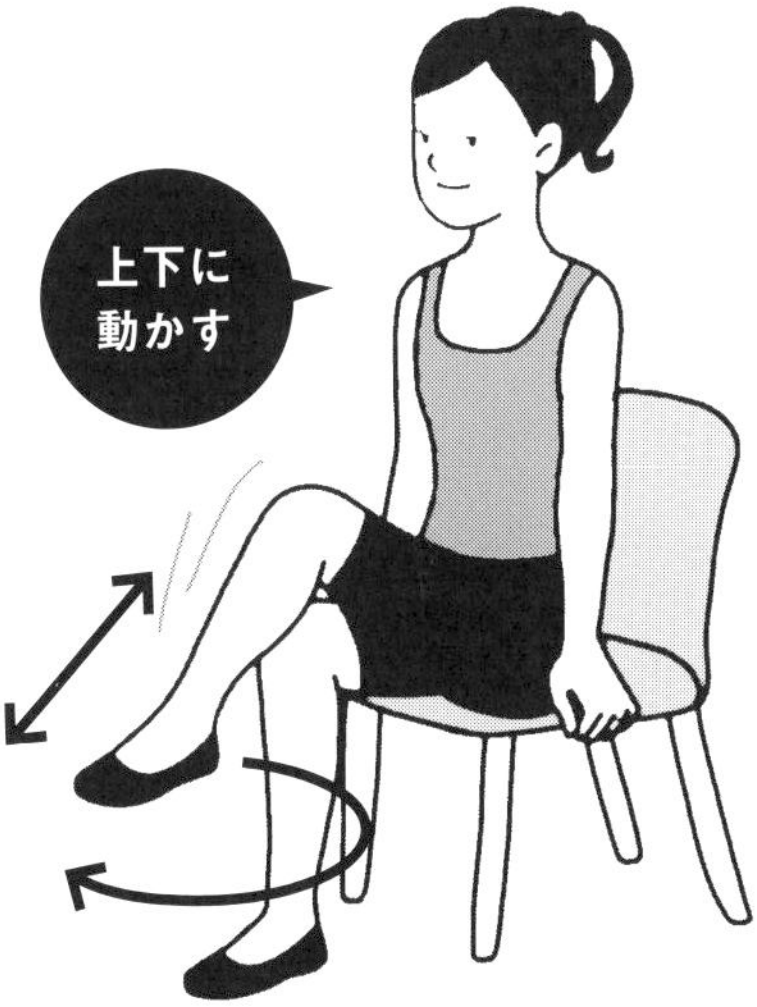

上の足のふくらはぎの真ん中に下の足の膝をあて、上の足を上下に動かし血流を促す。同じように上の足のふくらはぎの外側を下の足の膝に軽くのせ、上の足を上下に動かし血流を促す。

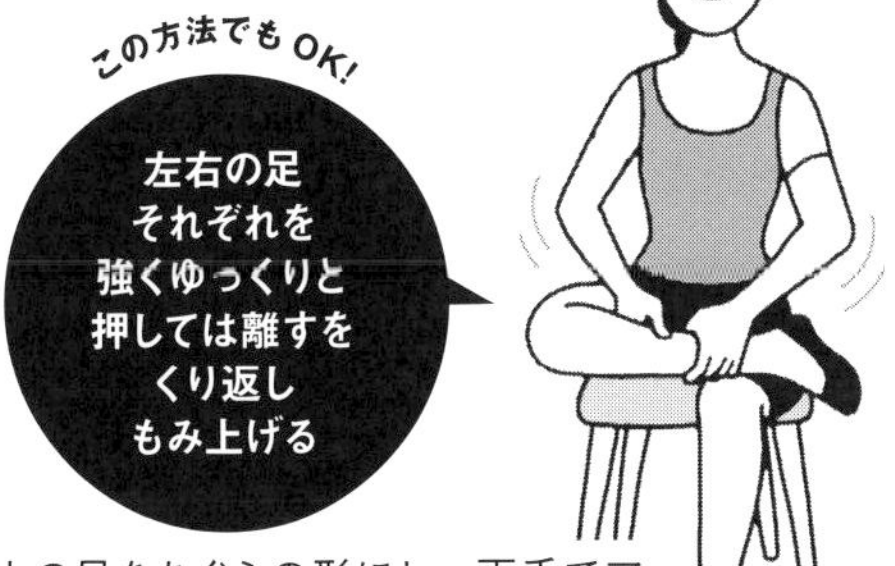

上の足をあぐらの形にし、両手でアキレス腱から足首、ふくらはぎにかけてつまんで、もみほぐしてもよい。

各マッサージ片脚
1分

❹手足の爪もみ

手足の爪の生えぎわから２㎜ほどの付け根を磁気針の細いほうを使って、少し強めにイタ気持ちいいくらいに押します。

両手両足の５本の指をもむようにそれぞれ10秒押し、気になる症状がある場合は、あてはまる指を20秒押します。

交感神経優位の人も副交感神経優位の人も５本の指をすべて行うことで、自律神経の偏りや免疫力が調整できます。

下半身が気になる人は、特に足の指の爪もみを行いましょう。

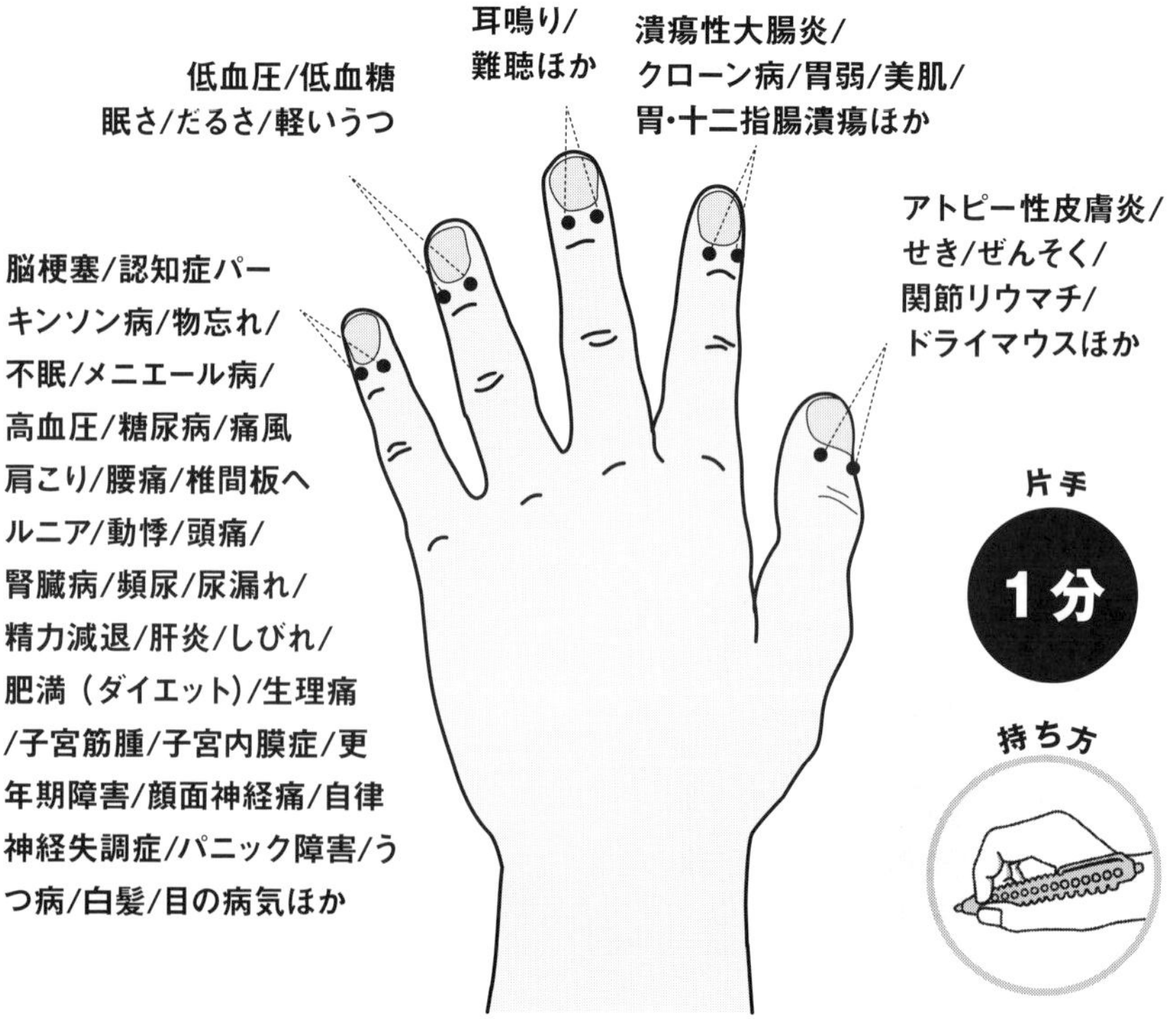

脳梗塞/認知症パーキンソン病/物忘れ/不眠/メニエール病/高血圧/糖尿病/痛風
肩こり/腰痛/椎間板ヘルニア/動悸/頭痛/腎臓病/頻尿/尿漏れ/精力減退/肝炎/しびれ/肥満（ダイエット）/生理痛/子宮筋腫/子宮内膜症/更年期障害/顔面神経痛/自律神経失調症/パニック障害/うつ病/白髪/目の病気ほか
低血圧/低血糖
眠さ/だるさ/軽いうつ
耳鳴り/
難聴ほか
潰瘍性大腸炎/
クローン病/胃弱/美肌/
胃・十二指腸潰瘍ほか
アトピー性皮膚炎/
せき/ぜんそく/
関節リウマチ/
ドライマウスほか
片手
1分
持ち方

なお、痛風の場合も恐れず刺激をすると、意外にも楽に動けるようになります。

爪もみを始めると一時的に痛みや症状が出る場合がありますが、これは症状が改善する前の反応なので心配なく継続してください。

爪もみは、免疫力を高める一つの方法です。

さらに食事療法や運動療法などを取り入れることによって、より効果が上がるでしょう。

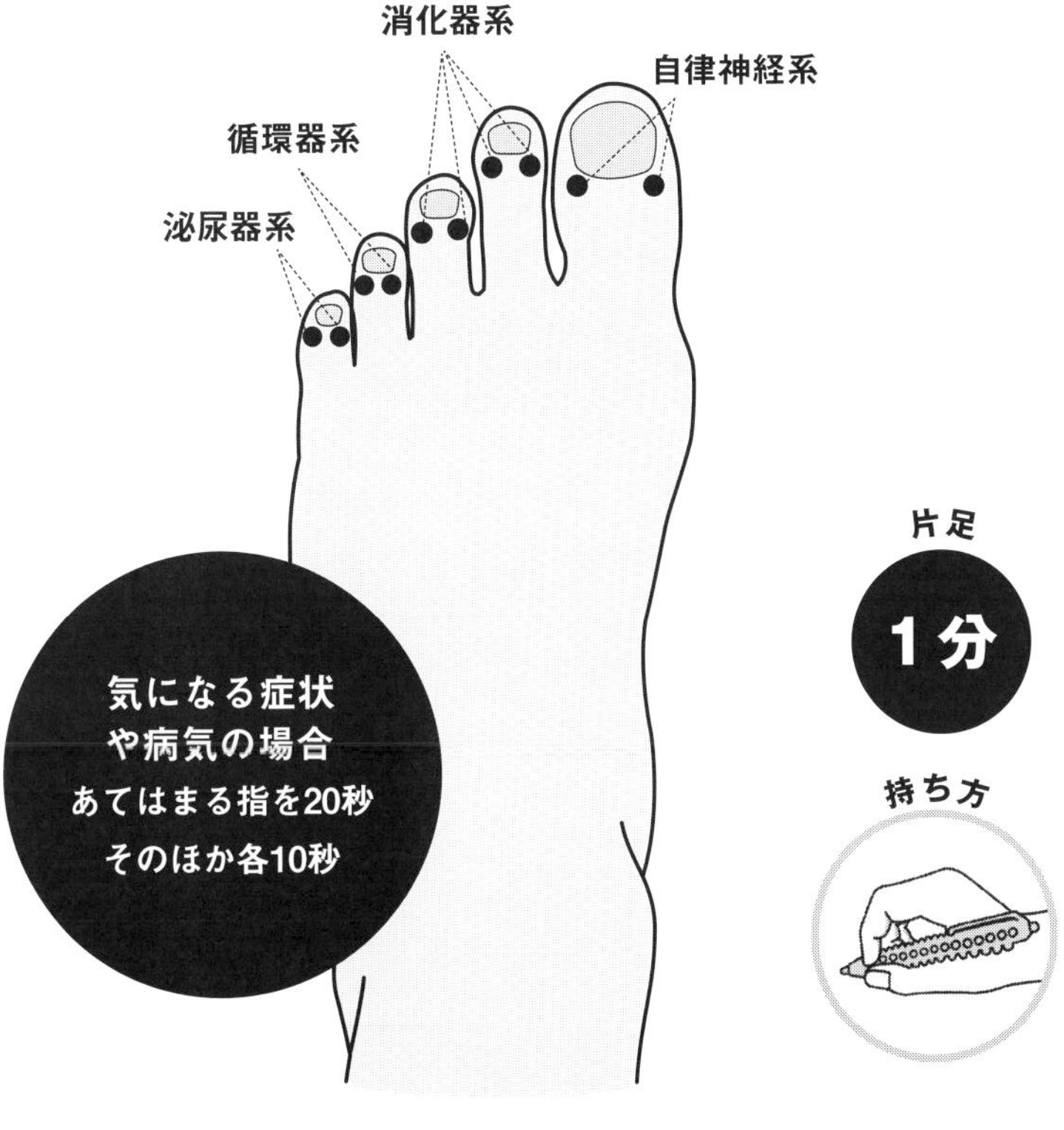

エピローグ

全身歯科の時代へ

歯科領域のことを学べば学ぶほど、歯と身体が密接につながっていることがおわかりかと思います。

本文でも述べていますが、歯にはＤＦＴという仕組みがあり、さまざまな要因によって逆流をはじめ、全身に口腔内細菌が及んでしまうことはとても興味深いものです。しかもこの逆流のスイッチが①砂糖の摂取②ストレス③運動不足④ビタミン・ミネラル不足⑤薬剤の服用にあるということでした。

このことはまた、自律神経の働きと関係していると考えられるのです。

砂糖の摂取や運動不足は、副交感神経が優位になる要因です。ストレスや薬剤の服用は、交感神経を優位にさせる要因です。つまり副交感神経優位になり過ぎても交感神経優位になり過ぎてもこのスイッチを押して全身に口腔内細菌を逆流させてしまうことになるのです。

しかもビタミンやミネラルは酵素を働かせる補酵素です。外食や加工食品の食事が多いと不足しがちの栄養素です。交感神経や副交感神経、どちらかに偏り過ぎているときは、どうしても身体は低体温になりますから補酵素の働きも思うようにはいきません。

自律神経が偏ると、免疫力を担う白血球のバランスが悪くなるばかりでなく、歯にある仕組みまでが崩れていきます。歯はまさに臓器の一つとして身体と連動して機能しているのです。

口は身体の入り口、内臓のはじまりです。

その口が健康でないと食べ物を食べることはできません。食べ物を食べられなければ生きてはいけません。生きていけなければ、身体に共生している無数の常在細菌も生きていくことはできません。まるで小宇宙のような身体が健康であるためには、私たちは普段の生活のなかで、常在菌にとってすみやすい環境をつくることが必要不可欠なのです。

身体はすべて自律神経を中心として連動して機能しています。今後は、自律神経の働きを中心とした身体の仕組みが今まで以上に注目を集めるとともに、歯科という領域から病気を予防するために全身を診る歯科医師の役割に大きな期待が寄せられるに違いありません。

本書を出版するにあたり、特別なご協力をいただきました小峰一雄先生に心より感謝を申し上げます。そして、日本自律神経病研究会に自律神経免疫理論を遺してくださった安保徹先生、福田稔先生に心より敬意を払い、今後も病気に悩み苦しむ患者さんのために、自律神経病理論と確立した治療法を啓蒙・普及していきたいと考えています。

日本自律神経病研究会理事長　永野剛造

日本自律神経病研究会　正会員リスト

日本自律神経病研究会正会員のうち、本書への掲載を希望された会員を掲載しました。全正会員が「気ながし療法」をマスターしているわけではありませんので、「気ながし療法」の治療をご希望の方は、当該施設にご確認ください。

北海道・東北

アスティ歯科クリニック ／ 小川 優（おがわ まさる） 理事・歯科医師
札幌市中央区北4条西5丁目 アスティ45ビル 6F ☎011-205-6363

関 東

青山まだらめクリニック ／ 自律神経免疫治療研究所
班目 健夫（まだらめ たけお） 医師
東京都港区南青山2-26-35 青山 KK ビル6階 ☎03-3405-4976

あとべ鍼灸治療院 ／ 跡部 正信（あとべ まさのぶ） 鍼灸師
東京都渋谷区幡ヶ谷2丁目1-8 ☎03-3374-5636

内野治療院 ／ 内野 孝明（うちの たかあき） 理事・鍼灸師
東京都武蔵村山市神明2-5-1 ☎042-561-6068

永野医院／永野 剛造（ながの ごうぞう） 理事長・医師
東京都渋谷区幡ヶ谷2-6-5 梅村ビル2F ☎03-5371-0386

中 部

かえで接骨院 ／ 岩野 現（いわの げん）
新潟県新潟市東区太平2-15-3 ☎025-275-1171

片山歯科医院 ／ 片山 修（かたやま おさむ） 歯科医師
新潟県新発田市豊町2-1-20 ☎0254-22-1188

ホープ歯科クリニック ／ 阿部 昌義（あべ まさよし） 歯科医師
新潟県十日町市寿町2-6-25☎025-752-0525

よしなか鍼灸院 ／ 吉中 善弘（よしなか よしひろ） 鍼灸師
福井県福井市月見1-12-19☎0776-37-4189

今池内科・心療内科 ／ 小林 昭彦（こばやし あきひこ） 医師
愛知県名古屋市千種区今池3-12-14 今池ビル1 ☎052-733-5221

なかむら鍼灸接骨院／ 笹原 茂儀（ささはら しげよし） 理事・鍼灸師
静岡県富士市横割1-6-3 ☎0545-61-1073

近 畿

いきいきクリニック ／ 牧 典彦（まき のりひこ） 医師
大阪府大阪市北区菅原町10-32 DAIX 西天満3F ☎06-6360-6588

桜鍼灸整骨院木川東 ／ 高瀬 裕司（たかせ ひろし） 鍼灸・柔道整復師
大阪府大阪市淀川区木川東1-10-32 シャトーセレニティー102
☎06-6718-5537

ひがし鍼灸接骨院 ／ 東 丈太郎（ひがし じょうたろう） 鍼灸・柔道整復師
大阪府大阪市中央区森ノ宮中央2-5-15 フジアドバンスビル101
☎06-6947-9077

たにぐち兄弟治療院 ／ 谷口 茂樹（たにぐち しげき） 理事・鍼灸師
京都府京都市北区小山西大野町78 ライオンズマンション北大路102 ☎075-432-5144

中国・四国

海風診療所 ／ 沼田 光生（ぬまた みつお） 医師
山口県周南市梅園町1丁目38 トレーフル・プリュス2F
☎0834-33-0889

木原ペットクリニック ／ 木原友子（きはら ともこ） 獣医師
鳥取県倉吉市昭和町2-116 ☎0858-22-7722

松見歯科診療所 ／ 松見 哲雄（まつみ てつお） 歯科医師
香川県高松市香西西町7 ☎087-881-2323

九州・沖縄

森山整形外科院 ／ 森山 和幸（もりやま かずゆき） 医師
福岡県久留米市長門石2-9-63 ☎0942-30-1625

いとう循環器・麻酔科クリニック ／ 伊東 浩司（いとう こうじ） 医師
大分県別府市石垣西7-2-1 ☎0977-24-1002

吉田鍼灸指圧治療院 ／ 吉田 純久（よしだ よしひさ） 鍼灸・指圧師
宮崎県都城市南横市町7879-2 ☎0986-23-8531

ゆきデンタルクリニック ／ 矢島 由紀（やじま ゆき） 歯科医師
佐賀県佐賀市兵庫北2丁目15-34 ☎0952-30-4901

主要参考文献一覧（順不同）

・『100 年歯を失わない生き方』小峰一雄 (総合法令出版)
・『名医は虫歯を削らない』小峰一雄（竹書房）
・『自然治癒力が上がる食事』小峰一雄（ユサブル）
・『三大免疫力』安保徹（実業之日本社）
・『病気は治ったもの勝ち 』丸山修寛　永野剛造 (静風社)
・『非常識の医学書 』安保徹　石原結實　福田稔（実業之日本社）
・『病気は血流をよくして治す 』福田稔　福田理恵（実業之日本社）
・『非常識の医学が病を治す』安保徹　福田稔　永野剛造（実業之日本社）
・『歯はいのち』笠茂享久（文藝春秋）
・『万病に効く　ふくらはぎマッサージ』石川洋一（マキノ出版）
・『顔と口腔の医学』西原克成（医歯薬出版）
・『顎・口腔の疾患とバイオメカニクス』西原克成（医歯薬出版）
・『重力対応進化学』西原克成（南山堂）
・『顔を見れば病気がわかる・O－リング健康法』大村恵昭（文芸社）
・『エネルギー医学で病気を治す』永野剛造（コスモの本）
・『生き方を変えれば病気は治る』日本自律神経病研究会編 (静風社)
・『自律神経免疫療法入門』福田稔　安保徹（三和書籍）
・『わかりやすい臨床中医診断学第 2 版』王財源（医歯薬出版）
・『免疫を高めて病気を治す口の体操「あいうべ」―リウマチ、アトピー、潰瘍性大腸炎にも効いた !』今井一彰（マキノ出版）
・『一番わかりやすい低インシュリンダイエットの本完全攻略版』永田孝行（朝日新聞社）

日本自律神経病研究会について

日本自律神経病研究会会員には医師などの国家資格を持つ「正会員 」、「準会員 」と賛助会員 (一般の方) があります。入会後、年 2 回開催される研究会において症例報告を行うか、自律神経と免疫に関する研究レ ポートを提出し、理事会の承認を得た場合に「正会員 」となります。一般の方も賛助会員として、自律神経病を学んでいただいております。

日本自律神経病研究会事務局

〒151-0071 東京都渋谷区幡ヶ谷2-6-5 梅村ビル2F 永野医院内

☎03-5371-0386 http://immunity-club.com

著者プロフィール

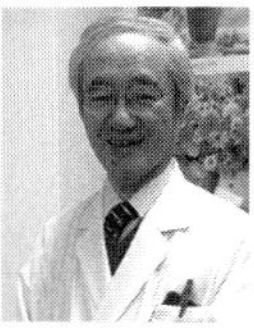

永野剛造（ながの ごうぞう）

医学博士・永野医院院長

1950年生まれ。慈恵医科大学卒業。同大学麻酔科に入局し富士中央病院麻酔科部長を経て、1987年慈恵医科大学皮膚科入局。1992年永野医院を開業し現在に至る。エネルギー測定を応用して、円形脱毛症やアトピー性皮膚炎、脳梗塞の後遺症をはじめ、不妊治療やがんなどに治療実績を上げている。日本自律神経病研究会理事長。著書は『エネルギー医学で病気を治す』（コスモの本）、『非常識の医学が病を治す』（実業之日本社）、『病気は治ったもの勝ち』（静風社）など。

永野医院
〒151-0071 東京都渋谷区幡ヶ谷2-6-5 梅村ビル2F ☎03-5371-0386
http://www.nagano-hosp.com

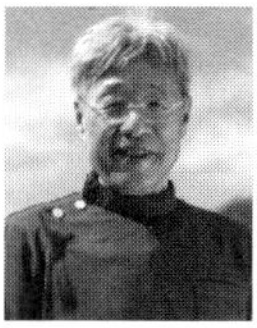

小峰一雄（こみね かずお）

歯学博士・小峰歯科医院理事長

1952年生まれ。城西歯科大学（現明海大学歯学部）卒。40年前に開業して間もなく歯を削ることで歯がダメになる事実に直面し、以来、「歯を削らない、神経を抜かない」歯科医師に転向。独自の予防歯科プログラムを考案するとともに、食事療法、最先端医療を取り入れた治療を実践している。歯を削らずにむし歯を治療する「ドックベストセメント療法」の日本における第一人者である。2011年 TBS「世界のスーパードクター」をはじめメディアでの紹介も多数。現在は、ドックベストセメント療法を広めるセミナーを各地で開催するほか、東南アジアでのボランティア活動を展開。ラオスヘルスサイエンス大学教授。日本全身歯科研究会会長。K デンチャー研究所主宰。

小峰歯科医院
〒 355-0342 埼玉県比企郡ときがわ町玉川2469 ☎0493-66-1118

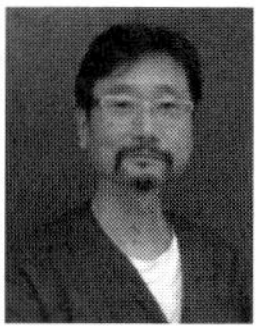

小川 優（おがわ まさる）

歯学博士・アスティ歯科クリニック院長

1955年生まれ。日本歯科大学新潟歯学部卒業。日本歯科大学大学院生理学修了。北海道大学客員臨床教授、北海道医療大学臨床教授。自身の口腔がんを自律神経免疫治療によって克服した体験を持つ。「口腔から全身を全身から口腔を診ること」を理念とし、補綴治療、口腔インプラント治療、矯正治療など、さまざまなアプローチで噛む機能の回復の歯科治療を行う。分子整合栄養医学により全身の栄養管理も重視し、サプリメント・薬剤の適合性と適量をO- リングテストにて選択、決定する。レーザー治療・鍼灸治療・光線療法も取り入れ、口腔から 自律神経、全身の免疫力の向上を目指している。日本口腔インプラント学会指導医、臨床分子栄養医学研究会指導医、血液栄養診断士、分子栄養医学健康指導士、Begg 矯正歯科認定医、O- リングテスト医学会認定医。

アスティ歯科クリニック
〒060-0004 札幌市中央区北4条西5丁目アスティ45ビル6F ☎011-205-6363
http://astydentalclinic.wix.com

企画・編集：一般社団法人　自律神経免疫療法情報センター
〒151-0072 東京都渋谷区幡ヶ谷2-1-8 ☎03-5304-0840

歯《は》は臓器《ぞうき》の一《ひと》つ 口《くち》から始《はじ》まる全身病《ぜんしんびょう》

2019年12月25日　第1刷発行

編　　　者　日本自律神経病研究会《にほんじりつしんけいびょうけんきゅうかい》
著　　　者　永野剛造《ながのごうぞう》　小峰一雄《こみねかずお》　小川優《おがわまさる》
発　行　者　岡村静夫《おかむらしずお》
発　行　所　株式会社静風社《かぶしきがいしゃせいふうしゃ》
〒101-0061 東京都千代田区神田三崎町２丁目20-7-904
TEL:03-6261-2661　FAX:03-6261-2660
http://www.seifusha.co.jp/

カバー・本文デザイン　岩田智美
企画・編集　プラス・レイ株式会社/一般社団法人 自律神経免疫療法情報センター
印刷/製本所　モリモト印刷株式会社

©2019 Nihon Jiritsushinkeibyou Kenkyukai, Gouzou Nagano, Kazuo Komine, Masaru Ogawa
ISBN　978-4-9909091-7-8
Printed in Japan
乱丁・落丁の場合は弊社送料負担にてお取り替えいたします。
本書の複写にかかる複製、上映、譲渡、公衆送信（送信可能化も含む）の各権利は株式会社静風社が管理の委託を受けています。
JCOPY〈(社)出版者著作権管理機構　委託出版物〉
本書の無断複写（電子化も含む）は著作権法上での例外を除き、禁じられています。複写される場合は、そのつど事前に(社)出版者著作権管理機構（電話03-5244-5088、FAX03-5244-5089、e-mail:info@jcopy.or.jp）の許諾を得てください。

静風社の本

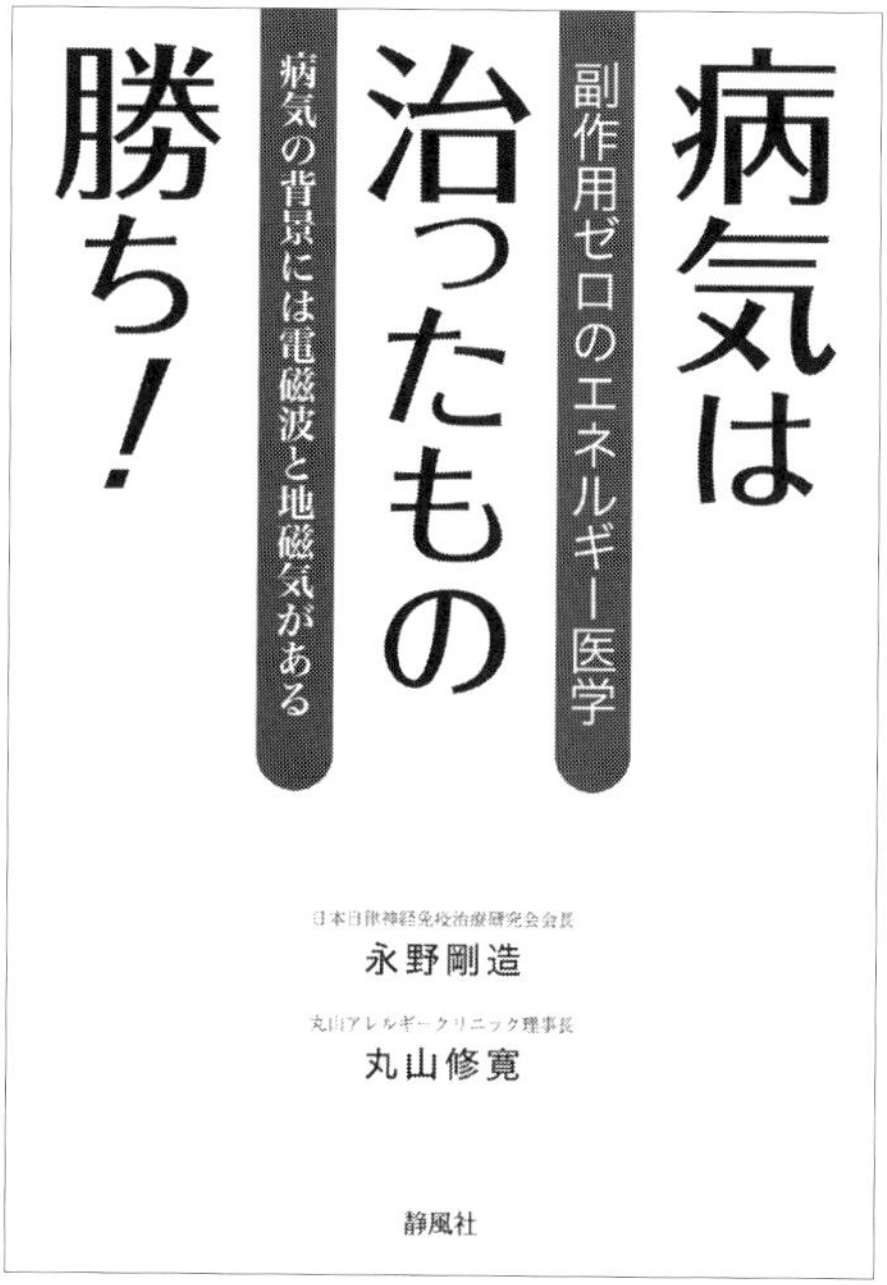

永野剛造・丸山修寛共著

定価1,300円＋税　A5判　並製　208頁
ISBN:978-4-9907537-6-4

病気は治ったもの勝ち！

副作用ゼロのエネルギー医学